DE L'INFLUENCE

DES

MALADIES DU NEZ ET DE LA GORGE

SUR LA

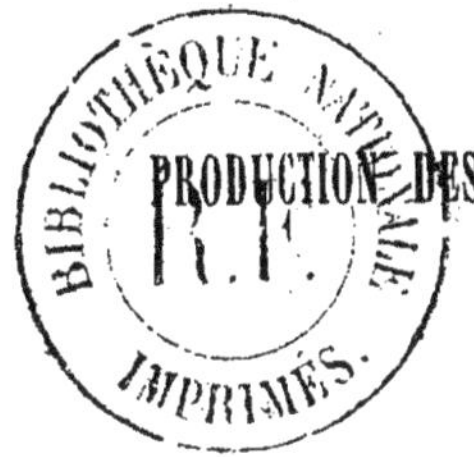

PRODUCTION DES MALADIES DE L'OREILLE MOYENNE

PAR

Juan-Ramon PUJOL

DOCTEUR EN MÉDECINE DE LA FACULTÉ DE PARIS

Ancien externe des hôpitaux de Paris

Médaille de bronze de l'Assistance publique

PARIS

ALPHONSE DERENNE

52, Boulevard Saint-Michel, 52

1884

A mi querido y amigo
Juan [illegible]

A LA MÉMOIRE DE MON PÈRE

A MA MÈRE

A MA SOEUR

A MA FAMILLE

A MES AMIS

A MON PRÉSIDENT DE THÈSE

M. LE DOCTEUR P. BROUARDEL

Professeur de médecine légale
Membre de l'Académie de Médecine

A M. LE DOCTEUR DUJARDIN-BEAUMETZ

Médecin des hôpitaux
Membre de l'Académie de Médecine

A M. LE DOCTEUR D'HEILLY

Médecin des hôpitaux

A M. LE DOCTEUR PÉRIER

Chirurgien des hôpitaux
Agrégé à la Faculté de Médecine

A M. LE DOCTEUR DUCASTEL

Médecin des hôpitaux

DE L'INFLUENCE

DES

MALADIES DU NEZ ET DE LA GORGE

SUR LA PRODUCTION DES

MALADIES DE L'OREILLE MOYENNE

INTRODUCTION

Pendant les dernières années de nos études médicales, ayant consacré une large part aux maladies de l'oreille, de la gorge et du nez, nous avons été fréquemment frappé de voir qu'un malade qui ne se plaignait que d'un affaiblissement de l'ouïe, d'un léger bourdonnement même, passait sous silence une affection de la cavité naso-pharyngienne, souvent seule cause de tous les troubles auriculaires. L'embryogénie, au reste, nous permet déjà de comprendre le rapport intime qui existe entre les cavités du pharynx et de l'oreille moyenne. Voulant étudier de plus près les relations étroites de ces organes, nous avons recueilli un certain nombre d'observations que nous avons condensées dans le travail que nous soumettons aujourd'hui à l'appréciation de nos maîtres.

Que M. le professeur Brouardel veuille bien recevoir tous nos sincères remercîments pour l'honneur qu'il nous fait en acceptant la présidence de cette thèse.

Nous avons poursuivi la plus grande partie de cette

étude à la clinique du Dr Baratoux ; les encouragements et les savants conseils de notre maître et ami ne nous ont jamais fait défaut. C'est à lui que nous devons de pouvoir présenter aujourd'hui ce travail et nous sommes heureux de lui en témoigner ici toute notre reconnaissance.

Nous remercions également M. le Dr Fieuzal, médecin en chef de la clinique des Quinze-Vingts, des excellents conseils qu'il a bien voulu nous donner pendant la durée de nos études ophthalmologiques.

DIVISION DU SUJET

1° Nous allons d'abord rappeler en quelques mots l'anatomie du nez et de la cavité naso-pharyngienne, ainsi que celle de la trompe d'Eustache.

Nous présenterons ensuite un résumé des fonctions mécaniques de ces organes, et nous terminerons cette première partie de notre travail par les divers moyens d'exploration qui nous permettent de nous rendre compte de l'état de ces parties.

2° Dans une deuxième partie nous étudierons le mode de développement du catarrhe de l'oreille moyenne dans les maladies de la cavité naso-pharygienne en passant successivement en revue les symptômes et les lésions de l'otite moyenne aiguë et de l'otite moyenne chronique.

3° Enfin, dans une dernière partie, nous chercherons à montrer l'influence directe que chaque affection propre du nez ou du pharynx peut avoir sur le catarrhe de l'oreille. Nous étudierons donc tour à tour l'angine et le coryza aigus simples ou accompagnant les maladies aiguës, l'angine et le coryza chroniques simples ou développés sous l'influence des diathèses ou des divers agents toxiques, les diverses tumeurs du nez et de la cavité naso-pharyngienne pouvant engendrer des altérations de l'ouïe. Puis nous consacrerons aussi un chapitre aux corps étrangers capables de déterminer des lésions de l'oreille, et nous terminerons cette étude par les troubles de l'innervation qui occasionnent divers symptômes auriculaires.

PREMIÈRE PARTIE

GÉNÉRALITÉS SUR L'ANATOMIE, LA PHYSIOLOGIE ET L'EXPLORATION DE LA CAVITÉ NASO-PHARYNGIENNE ET DE LA TROMPE D'EUSTACHE

CHAPITRE PREMIER

ANATOMIE

Cavité naso-pharyngienne.

La cavité naso-pharygienne peut être, d'une manière générale, représentée schematiquement par un tronc de pyramide situé dans le centre de la face et dont la paroi postérieure (arrière-cavité du nez) s'ouvrirait perpendiculairement à la limite supérieure d'un autre canal cylindrique (pharynx) dirigé verticalement, selon l'axe du corps, jusqu'au niveau de la sixième vertèbre cervicale, limite inférieure du pharynx, et commencement de l'œsophage. Mais la cavité pharyngienne qui, à l'état de repos, semblerait se continuer sans interruption, change dans l'acte de la déglutition et pendant la respiration buccale : le voile du palais s'incline en arrière et sépare ce canal en deux cavités, l'une en haut, *arrière-cavité des fosses nasales*, l'autre en bas, *arrière-cavité de la bouche.* Cette dernière ne présente qu'un intérêt médiocre, aussi ne décrirons-nous que la cavité naso-pharyngienne qui comprend la cavité nasale et l'arrière-cavité des fosses nasales.

Cavité nasale. — La charpente ostéo-cartilagineuse de

la cavité du nez est séparée en deux parties appelées *fosses nasales*, par une cloison formée, en haut et en avant, par la lame perpendiculaire de l'ethmoïde, en arrière et en bas, par le vomer; ces deux os se continuent en avant avec le cartilage de la cloison qui se termine au milieu des orifices des narines. La cloison forme la paroi interne, commune aux deux fosses nasales.

La paroi supérieure est légèrement voûtée ; elle est constituée par l'épine nasale du frontal, la lame criblée de l'ethmoïde et l'apophyse sphénoïdale du palatin.

La paroi antérieure, dirigée obliquement en bas et en avant, n'est représentée, dans une tête sèche, que par les os propres du nez. A l'état frais elle est plus ou moins angulaire et constituée en plus par l'adossement des cartilages latéraux de cet organe.

La face postérieure qui n'est autre que l'ouverture postérieure des fosses nasales, auxquelles on a donné le nom de *choannes*, a une direction oblique en bas et en arrière ; elle est séparée par une crête verticale formée pas le vomer et entourée en haut par le corps du sphénoïde, en bas par le bord postérieur de la voûte palatine et de chaque côté par l'aile interne de l'apophyse ptérygoïde.

La paroi inférieure dirigée horizontalement est échancrée dans toute sa longueur et présente en avant deux ouvertures : *narines*, garnies par les cartilages des ailes du nez ; en arrière on trouve l'apophyse palatine du maxillaire supérieur et la portion horizontale du palatin.

Les parois latérales ou externes sont formées, en haut, par les masses latérales de l'ethmoïde, l'unguis, la face interne du maxillaire supérieur, et son apophyse montante qui, elle-même, se continue en avant avec les cartilages latéraux et les cartilages des ailes du nez pour former l'ouverture latérale des narines. En bas, la paroi latérale est formée par la portion verticale du palatin, la face interne de l'apophyse ptérygoïde et le cornet inférieur.

Sur cette paroi sont implantées, à l'intérieur des fosses nasales, trois petites lames contournées sur elles-mêmes, en forme de cornet. Deux de ces cornets sont situés sur le côté de la lame perpendiculaire de l'ethmoïde : le plus élevé est appelé cornet supérieur ou de Morgagni, le second situé au-dessous, est le cornet moyen ou ethmoïdal. Le troisième, cornet inférieur ou sous-ethmoïdal, beaucoup plus grand que les précédents, forme un os tout à fait distinct qui, libre comme eux par un de ses bords, s'articule par l'autre avec le maxillaire supérieur, l'unguis et le palatin. Ces cornets sont séparés par autant de gouttières appelés méats qui offrent plusieurs ouvertures, par lesquelles une membrane muqueuse va tapisser les sinus frontaux maxillaires et sphénoïdaux.

Muqueuse. — Cette membrane fibro-muqueuse se trouve étalée dans la cavité des fosses nasales, contournant les saillies, pénétrant dans les dépressions et les cavités où elle rétrécit considérablement les orifices de communication quand elle ne les oblitère pas complètement : c'est la *membrane de Schneider ou pituitaire* qui adhère fortement au périoste par sa face profonde surtout dans les cellules ethmoïdales et dans les sinus. Elle se continue en arrière avec la muqueuse de l'arrière cavité des fosses nasales ; en avant elle arrive jusqu'à la limite où un repli de la peau se réfléchit sur les orifices des narines. Ce repli est garni de *vibrisses* et protège la pituitaire des corpuscules aériens.

En voici la structure : la pituitaire est formée d'un derme amorphe, tissu propre ou chorion muqueux recouvert d'une couche épithéliale et contenant dans son épaisseur des glandes, des vaisseaux et des nerfs ; mais elle diffère de composition dans la zône où se distribue le nerf olfactif : ainsi dans la région destinée aux odeurs, les branches du nerf olfactif, après avoir traversé les trous de la lame criblée, se distribuent exclusivement à la partie supérieure des fosses nasales, dans le plancher et dans les cellules ethmoïdales en se perdant dans le cornet supérieur. Dans cette région, le derme est peu adhérent, mince et pâle, il est garni d'un épithélium à cils vibratiles entremêlé de cellules olfactives que Schultze a décrites comme étant fusiformes avec des prolongements filiformes à leurs extrémités. Des glandes en grappes ont été décrites par Sappey et Robin, dans toute la pituitaire, mais d'après Todd, Bowmann et Ranvier, ces glandes n'existeraient que dans la portion respiratoire, tandis que la portion olfactive ne contiendrait que des glandes en tubes.

Le reste de la pituitaire, d'un rouge plus prononcé est aussi plus épais et les glandes en grappes sont beaucoup plus nombreuses et principalement aux endroits où elles présentent plus d'épaisseur, comme sur le bord libre du cornet inférieur. L'épithélium dans cette région est à cils vibratiles. Un des caractères intéressants de cette membrane est sa richesse vasculaire et nerveuse.

Un grand nombre d'artères lui sont fournies par la maxillaire interne, l'ophthalmique, la faciale et parfois la carotide interne qui lui envoie de fines artérioles.

Les veines, encore plus nombreuses, qui lui donnent un aspect caverneux, se rendent, pour la plupart, dans le plexus veineux de la fosse zygomatique et dans la veine ophthalmique pour se jeter dans les sinus caverneux du crâne.

Les lymphatiques très ténus et superficiels, aboutissent soit à un ganglion situé en avant du corps de l'axis, soit aux ganglions situés au niveau des grandes cornes de l'os hyoïde (E. Simon).

Les nerfs de sensibilité générale sont fournis par des rameaux de l'ophthalmique et le maxillaire supérieur, branche de la cinquième paire.

Arrière cavité des fosses nasales. — Cette cavité peut être regardée comme un prisme dont les parois, supérieure et inférieure, seraient dirigées obliquement en arrière et en bas. La première formée par l'apophyse basilaire et une partie du corps du sphénoïde semblerait, lorsque la tête est renversée en arrière, se continuer avec la paroi postérieure qui, elle-même, est en rapport avec l'atlas et avec l'axis.

La paroi antérieure, qui n'est autre que l'arrière cavité du nez, nous est déjà connue.

La paroi inférieure est représentée par le voile du palais ou septum staphylin, valvule musculo-aponévrotique fixée par son bord antéro-supérieur au bord postérieur de la voûte palatine, tandis que le bord postéro-supérieur reste libre.

Les parois latérales sont constituées par la partie supérieure du pharynx, l'aile interne de l'apophyse ptérygoïde, les cartilages de la trompe et les attaches supérieures du muscle constricteur du pharynx. C'est de chaque côté de ces parois que se trouvent les orifices pharyngiens des trompes d'Eustache, canaux qui établissent une communication entre la caisse du tympan et la cavité naso-pharyngienne. Ces canaux doivent attirer notre attention tant à cause de leur rôle physiologique que de leur influence sur les affections de l'oreille moyenne.

Trompe d'Eustache. — L'orifice guttural ou pavillon de la trompe d'Eustache est situé à 1 centimètre de la paroi postérieure du pharynx, à 12 ou 15 millimètres en arrière du cornet supérieur dans le prolongement de l'angle dièdre formé par l'union de ce cornet et la paroi externe des fosses nasales, à 12 ou 15 millimètres au-dessus du voile du palais; il regarde en bas, en dedans et en avant et est limité en arrière par un bourrelet faisant saillie, c'est la paroi postéro-inférieure de la trompe. Derrière ce bourrelet est la fossette de Rosenmüller.

De l'orifice guttural, la trompe d'Eustache se dirige obliquement en arrière, en haut en dehors et s'ouvre à la partie supérieure de la paroi antérieure de la caisse du tympan, en face de l'entrée des cellules mastoïdiennes. Elle a une forme elliptique, aplatie d'avant en arrière; sa longueur est d'environ 35 millimètres et formée d'une partie osseuse creusée dans l'épaisseur du rocher, mesurant 11 millimètres de longueur, et d'une portion cartilagineuse mesurant 24 millimètres. A la réunion de ces deux portions, elle ne mesure que 2 millimètres de diamètre tandis que du côté de l'orifice guttural le diamètre est de 5 à 6 millimètres et de 3 à 4 dans l'orifice tympanique.

Muqueuse. — La cavité naso-pharyngienne est recouverte dans toute son étendue d'une membrane muqueuse qui fait suite, en avant, avec la pituitaire et celle du voile du palais, en arrière et de chaque côté, elle adhère directement au muscle constricteur du pharynx et au cartilage de la trompe; par l'intermédiaire d'un tissu fibreux elle tient fortement au corps du sphénoïde et à son apophyse basilaire. Cette dernière adhérence est souvent notée à cause des polypes fibreux qui s'y implantent ; Lorain a même signalé, à l'état normal, une sorte de fibrome rudimentaire.

Cette muqueuse qui est lisse, unie et pâle en avant, devient rouge et tomenteuse en arrière. Elle est entièrement revêtue d'un épithélium pavimenteux et renferme un grand nombre de glandes acineuses pareilles à celles de la pituitaire, des papilles, plus prononcées dans la portion pharyngienne et un tissu spécial glandulaire appelé réticulé ou adénoïde. Ce tissu a été entrevu en 1855 par Lacauchie et étudié par Kolliker et Luschka.

La muqueuse du pharynx s'introduit dans le canal de la trompe et diminue d'épaisseur à mesure qu'elle approche de la caisse du tympan ; elle est aussi très riche en glandes et en tissu réticulé (Gerlach). A l'ouverture pharyngienne des trompes, elle est recouverte d'épithélium à cils vibratiles.

Les artères de l'arrière-cavité des fosses nasales sont peu considérables et proviennent de la maxillaire interne, de la pharyngienne ascendante et de la ptérygo-palatine.

Les nerfs rares et grêles sont fournis par le trijumeau, le glosso-pharyngien et le pneumo-gastrique.

Quant aux lymphatiques étudiés par Sappey, ils sont très développés et se réunissent en trois gros troncs pour aboutir à un fort ganglion situé sur les côtés et un peu en arrière du muscle constricteur.

CHAPITRE II

CONSIDÉRATIONS PHYSIOLOGIQUES

Dans la muqueuse nasale réside le sens de l'odorat. Elle est aussi chargée d'élaborer l'état d'hygrométrie et de température de l'air pour la respiration. Indépendamment de l'action de la cavité nasale, c'est surtout par la connaissance des fonctions mécaniques de son arrière-cavité que nous tirerons des conséquences pratiques sur l'influence pathologique que la région naso-pharyngienne exerce sur l'appareil de l'audition. Nous résumerons ces actions en les considérant d'une manière générale pendant l'état de repos de son appareil musculaire, et au moment de son fonctionnement.

Pendant la respiration franchement nasale, les muscles salpingiens n'exerçant aucune action, le voile du palais se trouve relâché et les parois du canal tubaire sont accolées l'une sur l'autre et non complètement béantes. Si l'appareil musculaire entre en contraction comme dans l'acte de la déglutition, le palais prendra une forme voûtée en s'inclinant sur la paroi postérieure du pharynx. En même temps cette action musculaire agira sur les parois de la trompe en les éloignant l'une de l'autre pour laisser pénétrer plus librement l'air dans la cavité tympanique.

Cette double action s'explique par ce que le muscle péristaphylin externe qui est tenseur du voile du palais est, en même temps, dilatateur de la trompe d'Eustache et par ce que le muscle péristaphylin interne qui est élévateur du palais agit sur la trompe d'une manière analogue. Voici du reste comment Miot et Baratoux expliquent l'action de ce dernier muscle : « le péristaphylin interne agit par toutes « ses fibres sur le voile du palais ; par une partie de ses « fibres sur la paroi fibreuse de la trompe qu'il tend et « écarte un peu de la portion cartilagineuse ; de plus, il « soulève un peu la trompe et lui fait exécuter un léger « mouvement de rotation pendant lequel la face postérieure « de ce tube tend à devenir supérieure. »

A l'action de ces deux muscles viennent se joindre les autres qui composent le septum-staphylin et le constricteur supérieur du pharynx : ce dernier muscle par son faisceau salpingo-pharyngien d'Albinus tend la paroi fibreuse de la trompe qu'il éloigne de la paroi cartilagineuse et dilate ainsi cet organe.

Enfin, dans l'étude de l'exploration de la cavité naso-pharyngienne nous reviendrons souvent sur ces considérations physiologiques dont les éléments sont déjà établis.

CHAPITRE III

EXPLORATION DE LA CAVITÉ NASO-PHARYGIENNE

On explore cette cavité par la vue et par le toucher. L'exploration par la vue se pratique de deux manières : 1° par les narines ou rhinoscopie antérieure ; 2° par le pharynx ou rhinoscopie postérieure.

Rhinoscopie antérieure. — Autrefois pour pratiquer la rhinoscopie antérieure, on se contentait d'écarter les ailes du nez à l'aide du doigt ou avec une pince ordinaire et on éclairait sa cavité avec la lumière diffuse du jour. Ces procédés défectueux qui tout au plus permettaient de voir une petite portion des narines ont été reconnus par tous insuffisants. Aujourd'hui, cet examen se pratique au moyen d'instruments spéciaux qui permettent d'explorer les parties les plus cachées de cette région. Le procédé opératoire de la rhinoscopie antérieure consiste à écarter suffisamment les narines et leur envoyer à l'intérieur une bonne lumière.

Pour écarter les narines on emploie un instrument construit en différentes substances (métal, caoutchouc durci, verre, bois) et appelé *spéculum nasal*.

SPÉCULUM DU NEZ. — Le spéculum peut être plein, en forme de tronc de cône, à extrémités cylindriques ou ovalaires ou bien à valves : bivalve ou trivalve ; mais ce dernier

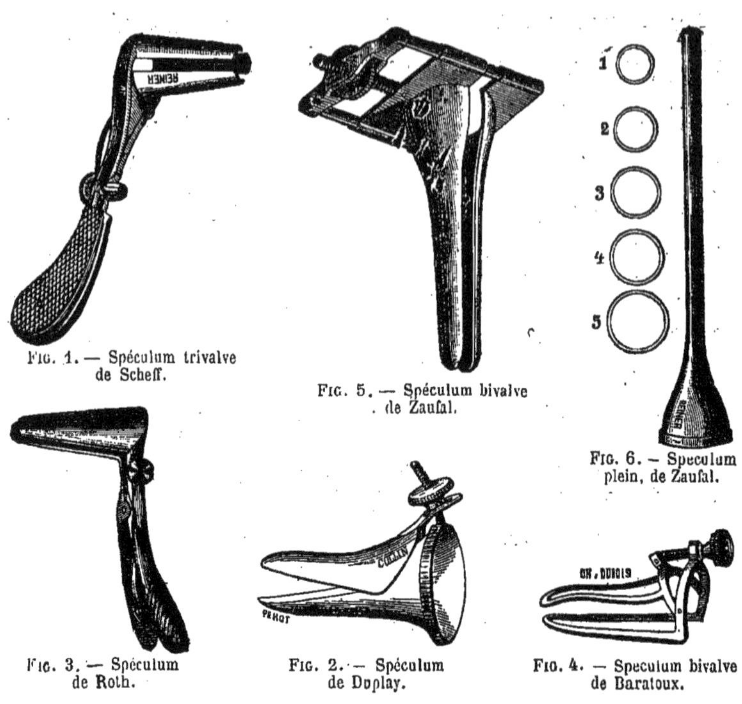

Fig. 1. — Spéculum trivalve de Scheff.

Fig. 5. — Spéculum bivalve de Zaufal.

Fig. 6. — Speculum plein, de Zaufal.

Fig. 3. — Spéculum de Roth.

Fig. 2. — Spéculum de Duplay.

Fig. 4. — Speculum bivalve de Baratoux.

est peu employé (fig. 1), on lui préfère le bivalve. Les valves de ce spéculum sont tantôt pleines (Duplay, fig. 2; Roth, fig. 3), tantôt fenestrées (Schnitzler, Frankel). Nous préférons employer le spéculum grillagé (fig. 4) dont une des valves est droite et l'autre courbée en forme de *S* italique allongée (Baratoux). Zaufal a recommandé de faire usage d'un spéculum assez long pour arriver jusqu'au pharynx, de manière à voir les orifices des trompes. Il en existe deux modèles (fig. 5 et 6). Cet instrument ne trouve son application que rarement, d'autant plus que lorsque les fosses nasales sont assez larges pour introduire un spéculum, l'on peut voir l'ouverture pharyngienne de la trompe en écartant les narines avec le spéculum ordinaire.

Pour l'éclairage de la rhinoscopie antérieure, il sera traité avec celui de la rhinoscopie postérieure.

Quant à l'application de l'instrument elle ne présente aucune difficulté pour le médecin ni aucun apprentissage pour le malade. Cependant, une fois que le spéculum est introduit, il serait peut-être plus aisé, pour découvrir les parties profondes, de relever un peu l'instrument de manière à obtenir un canal dirigé selon un plan horizontal. On découvrira alors cette cavité dont nous connaissons la forme, la direction, les parties qu'elle renferme.

La surface de la muqueuse qui, au premier abord, nous semblerait d'un rouge uniforme, présente cependant des nuances caractéristiques appartenant à chaque partie. En effet, si, comme chez certains individus, l'on peut apercevoir les parties profondes de la paroi supérieure, on verra la muqueuse beaucoup plus pâle : c'est la région du nerf olfactif ou région jaune. Cette pâleur est plus facile à voir sur la face convexe du cornet moyen, elle est quelquefois assez prononcée et si elle coïncide avec une légère hypertrophie, on peut la prendre pour un polype muqueux. Sur la face convexe du cornet inférieur et sur le tiers supérieur de la cloison, la muqueuse devient un peu plus foncée, mais toujours plus claire que sur le bord libre de cet organe et que le reste de la cloison.

Dans ces dernières parties et même dans le bord libre des cornets moyens, la membrane muqueuse présente un état criblé très marqué surtout dans les fluxions. Dans les orifices antérieurs du nez, on reconnaît facilement la transition de la peau et de la muqueuse.

Rhinoscopie postérieure. — En 1743, Levret, célèbre accoucheur français, réussit, peut-être le premier, à éclairer l'arrière-cavité des fosses nasales. Plus tard, en 1804, Bozzini, praticien de Francfort-sur-le-Mein, explorait la même région et publiait sur ce sujet un traité où il ne parlait que de rhinoscopie. Cette découverte, mal accueillie par les Universités allemandes, fût bientôt oubliée. Trente ans après, Baumès de Lyon présentait à la *Société de médecine* un petit miroir au moyen duquel il avait vu le bord postérieur du pharynx; et presque à la même époque Wilde de Dublin examinait de la même manière la trompe d'Eustache. Mais c'est seulement depuis 1858, avec Jean Czermark, professeur de physiologie à Pesth, et aux travaux de Stœrk, Voltolini, Michel, Moura et Mandl, que l'instrument et la méthode furent définitivement adoptés.

L'instrument a été très varié depuis sa découverte, mais nous ne parlerons que du miroir généralement employé.

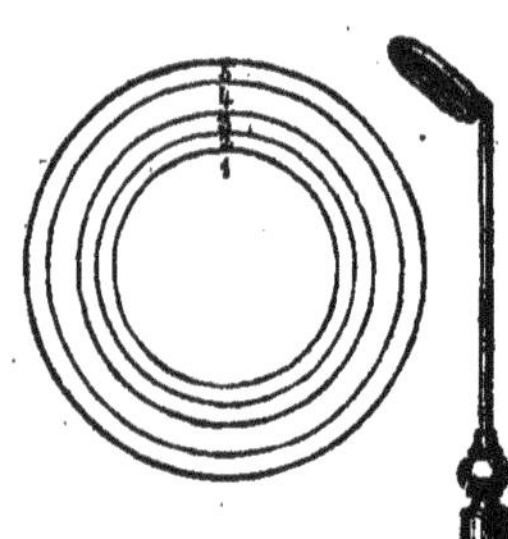

Fig. 7. — Miroir.

Le miroir rhinoscopique est un instrument semblable, mais plus petit que le miroir laryngoscopique (fig. 7). Comme lui il est composé d'un petit miroir en verre ou en métal poli de dix à quinze millimètres, d'une forme très variable, ronde, carrée, elliptique, etc. Ce miroir est fixé à l'extrémité d'une tige rigide de douze à quinze centimètres de longueur et formant avec lui un angle de 120 à 130°.

Pour éclairer les diverses parties

du nez ou du pharynx on peut employer la lumière directe ou la lumière réfléchie. Le corps éclairant sera le soleil ou la lumière diffuse du jour. Mais il n'est guère pratique dans nos régions de pouvoir se servir de cet éclairage. Nous devons donc préférer la lumière artificielle à la lumière naturelle. Un des meilleurs modes d'éclairage est sans contredit la lumière électrique à laquelle on ne peut reprocher que son prix de revient. Pour avoir un bel éclairage électrique on peut faire usage du photophore de Hélot et Trouvé (fig. 8).

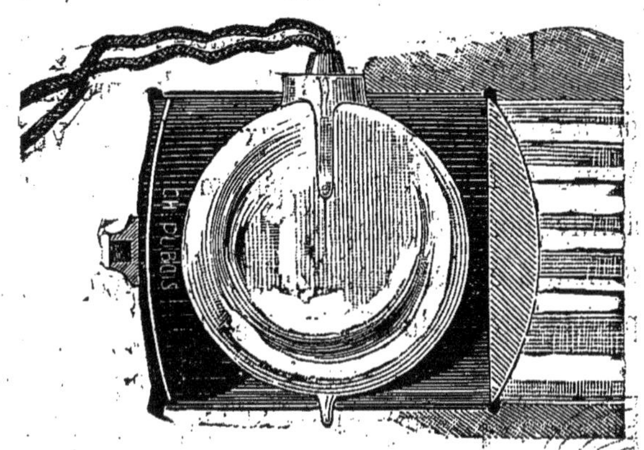

Fig. 8 — Photophore de Hélot et Trouvé.

Il se compose d'une lampe électrique renfermée dans un cylindre métallique terminé en avant par une lentille convergente et à l'arrière par un réflecteur. Une pile au bichromate de potasse le met en fonction.

On peut encore porter directement la lumière dans le pharynx avec le polyscope de Trouvé (fig. 9), mais le fil de platine qui par son incandescence fournit la lumière, a l'inconvénient d'exposer le malade aux brûlures

M. Baratoux a renfermé ce fil dans une petite lampe pour éviter ce danger (fig. 10).

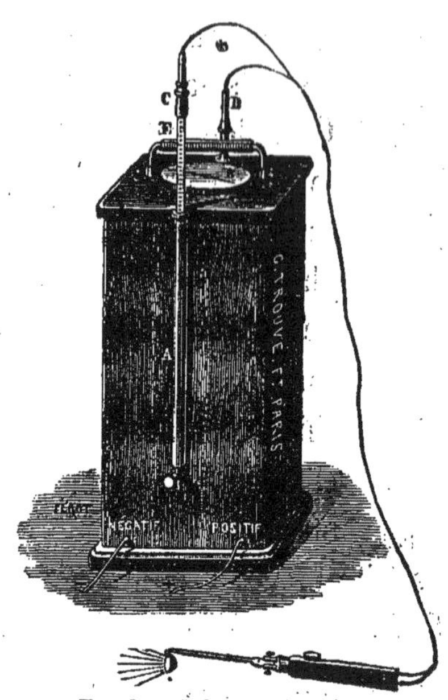

Fig. 9. — Polyscope électrique.

La lumière de Drummond est encore excellente mais elle n'est pas toujours facile à se procurer.

Fig. 10.
Lampe électrique de M. Baratoux.

Le magnesium n'est pas pratique, car en brûlant il donne une lumière éblouissante et une fumée qui gène l'observateur.

Le gaz est une bonne lumière surtout si l'on a soin d'employer un verre bleu qui rend la flamme blanche. On peut encore faire usage d'une lampe à pétrole ou à soléïne et même à huile. Mais dans ces derniers cas il est parfois utile d'avoir recours aux appareils de concentration.

Ceux-ci ne sont autre chose qu'une lentille et un réflecteur entre lesquels se trouve le corps éclairant. On a donné à tort à ces instruments le nom de laryngoscopes, attendu qu'ils servent tout aussi bien à la rhinoscopie, à l'examen de la bouche, de l'oreille, etc. En plus, ils ne sont pas indispensables à l'examen rhinoscopique ou laryngoscopique, et nous ne l'employons pas nous-même.

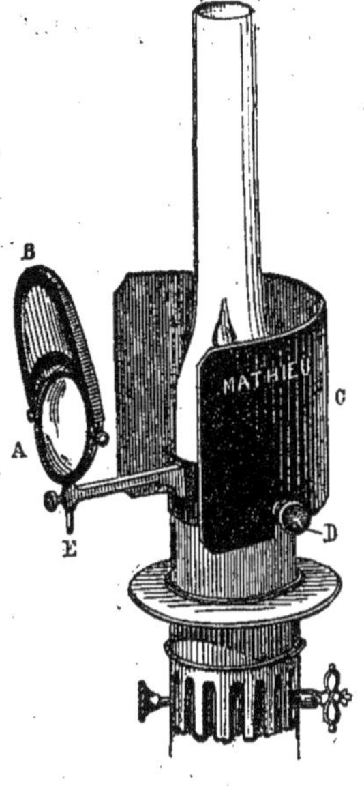

FIG. 11. — Appareil de concentration.

Nous préférons faire usage du miroir à bandeau frontal (fig. 12) qui réfléchit les rayons lumineux d'un foyer sur le petit miroir pharyngien. On a encore employé le miroir à monture de lunettes de Semeleder ou de Duplay, et le miroir à manche buccal de Czermak.

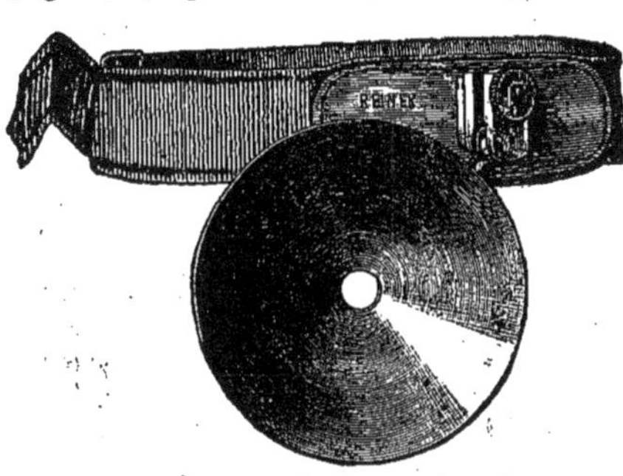
FIG. 12. — Reflecteur frontal.

Pour explorer l'arrière-cavité du nez on place le malade devant soi, la bouche ouverte, on lui applique un abaisse-langue que le patient lui-même peut tenir; ce qui permet au médecin d'utiliser sa main libre. On procéde ensuite à l'application du miroir pharyngien convenablement chauffé à la flamme de la lumière. L'instrument est tenu par sa tige comme une plume à écrire, le miroir relevé en haut, au fond de la gorge.

Les difficultés anatomiques pour pratiquer la rhinoscopie dépendent surtout de la longueur exagérée de la luette, et de la longueur du voile du palais. Dans le premier cas, quoique l'on puisse mettre le miroir de l'un ou de l'autre côté de la luette on a inventé un grand nombre d'instruments pour relever cet organe; les principaux sont ceux de Turck, Czermak, Moura, Voltolini, etc. D'autres praticiens, tels que Stœrk, Reichert, Duplay, etc. ont même réuni au miroir rhinoscopique le releveur du voile du palais.

Dans le second cas on engage le malade à respirer ou à souffler par le nez ou bien encore on lui fait prononcer les lettres n, m, ng. La tension du voile du palais produit l'ouverture suffisante de l'arrière-cavité de la bouche pour l'introduction du miroir. Une fois introduit au fond de la gorge la surface réfléchissante étant tournée en avant et un peu en haut on aperçoit la face postérieure de la cloison; mais on ne voit guère qu'une ligne oblique indiquant l'ouverture du méat inférieur, puis le cornet inférieur qui souvent est masqué par la voûte du palais. En relevant un peu le miroir en haut, on aperçoit d'abord une ouverture triangulaire à base externe et à sommet étroit: c'est le méat moyen; puis, l'on voit de chaque côté de la cloison une grande saillie qui n'est autre que la face postérieure du cornet moyen, dont la muqueuse est plus pâle que dans la partie voisine où il est facile de la prendre pour des polypes, surtout lorsqu'elle arrive en arrière jusqu'à la trompe d'Eustache. On peut encore voir le méat supérieur, le plus large des méats, qui apparaît comme une ligne courbe à concavité interne ; mais on ne voit généralement pas le cornet supérieur caché par la saillie du cornet moyen. Pour voir les parties latérales de la cavité naso-pharyngienne on met le miroir du côté opposé où l'on regarde, et la tige doit venir toucher la commissure labiale du côté que l'on explore. C'est ainsi que l'on découvre l'ouverture de la trompe avec son bourrelet cartilagineux. L'orifice de la trompe regarde en bas et en dehors, derrière lui est la fossette de Rosenmüller.

Exploration de la cavité naso-pharyngienne par le toucher. — L'examen du pharynx à l'aide du doigt n'est pas une méthode nouvelle, les chirurgiens emploient souvent ce moyen pour constater la fluctuation dans les abcès retro-pharyngiens, les polypes et autres anomalies de cette cavité, cependant nous croyons utile d'appeler l'attention sur l'importance de cet examen. Il rendra d'excellents services, non-seulement dans certains cas indispensables où la rhinoscopie ne peut être pratiquée, mais encore associé à la rhinoscopie il enseignera la position des organes, l'élasticité, la dureté, enfin les propriétés physiques de ce terrain que le seul miroir réfléchit par un simple changement d'apparences et de couleurs.

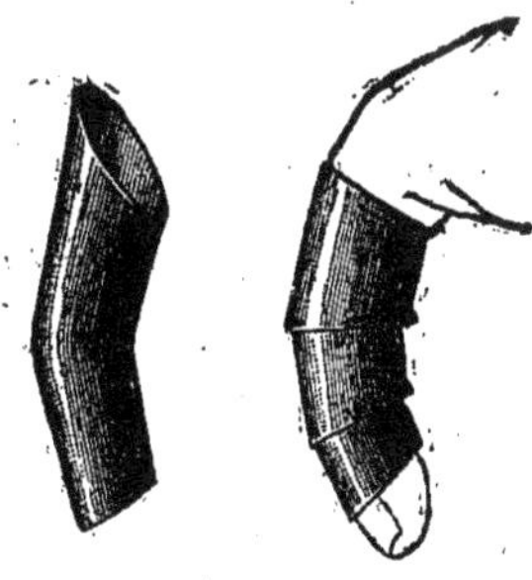

Fig. 13. — Anneau pour garnir le doigt dans l'exploration digitale.

L'exploration à l'aide de ce sens qui indique les qualités palpables des corps se pratique de la manière suivante : le chirurgien debout à la droite du malade, qui lui-même doit être assis, lui introduira dans la bouche rapidement et sans excitation l'index de la main droite, garni ou non d'un anneau (fig. 13) tandis qu'avec la main gauche il lui refoulera la joue entre les arcades dentaires. Ce dernier moyen est surtout prudent pour éviter les morsures chez certains enfants.

Ajoutons que dans d'autres circonstances une sonde en métal peut jusqu'à un certain point remplacer le toucher digital.

Nous rappellerons maintenant les principaux cas où il est nécessaire d'employer ce moyen d'exploration.

Il est utile d'y avoir recours lorsqu'il existe une intolérance telle que chez certaines personnes le plus simple contact de cette région produit des réflexes et des contractions simultanées du pharynx au point d'empêcher le placement convenable du miroir. Cependant cette intolérance est souvent produite par la vue de l'instrument et un médecin patient peut facilement se rendre maître après plusieurs essais persévérants. D'autres fois encore on pourra essayer l'insensibilisation de la muqueuse. Pour cela on pourra se servir d'un courant de gaz carbonique, à l'exemple de M. Brown-Séquard qui l'a fait sur les animaux. M. Baratoux a employé deux fois ce procédé avec succès chez les malades qui présentaient une grande intolérance.

On peut encore employer les pulvérisations bromo-morphinées ; quelquefois même l'on sera obligé de donner un peu de chloroforme, mais le plus souvent quelques morceaux de glace sucés par le malade un quart d'heure avant l'examen de l'arrière gorge ont permis au médecin de se dispenser de faire usage de ces moyens d'insensibilisation.

Le toucher sera encore employé lorsque l'on voudra examiner certains enfants craintifs ; cependant, souvent le miroir sera préférable pour constater l'état des parties malades et l'on devra revenir avec persévérance au procédé dont nous venons de parler.

L'exploration digitale est encore indispensable dans des cas où pour une raison quelconque l'articulation temporo-maxillaire se trouvera lésée. Il sera de même difficile d'explorer autrement la cavité pharyngienne dans les cas nombreux de tumeurs d'hypertrophie ou des vices de conformation des organes qui constituent cette cavité.

CHAPITRE IV

EXPLORATION DE LA TROMPE D'EUSTACHE

L'exploration de la trompe d'Eustache a pour but de nous faire connaître la perméabilité de sa cavité.

Les moyens employés sont les mêmes que ceux qui servent au traitement des diverses maladies de l'oreille. Pour connaître la perméabilité de la trompe, on peut recourir à un instrument qui porte directement l'air dans la caisse du tympan, ou encore employer divers procédés qui, se basant sur la physiologie de la trompe d'Eustache, entr'ouvent son orifice guttural et permettent ainsi de parcourir tout le trajet de ce canal destiné à mettre l'oreille moyenne en communication avec la cavité naso-pharygienne. De là, deux procédés : dans l'un, on ne fait usage d'aucun cathéter ; dans l'autre, on emploie cet instrument qui prolonge la trompe d'Eustache jusqu'à l'extérieur. Dans ce cathéter, on peut engager suivant les cas, soit un mandrin destiné à faire connaître le degré de rétrécissement de ce canal, soit un petit tube en gomme qui, dans certains cas, sert à retirer les liquides qui sont dans la caisse.

Nous allons donc étudier ces méthodes et les instruments et nous passerons successivement en revue :

1° Les procédés d'insufflation sans cathéter ;

2° Les procédés d'insufflation avec cathéter ; en même temps, nous dirons quelques mots sur l'auscultation de l'oreille.

Procédés par insufflations. — Parmi ces procédés nous décrirons les suivants :

Procédé de Valsalva. — Il conseille au malade de fermer la bouche et les narines et de faire une expiration forcée. Ce procédé est excellent pour produire le sifflement qui caractérise la perforation du tympan.

Procédé de Politzer. — Il insuffle l'air avec un ballon en caoutchouc à travers le nez au moment où le malade fait un mouvement de déglutition. Voici comment il se pratique : on saisit le ballon de la main droite et l'on introduit l'embout, garni d'un petit tube de caoutchouc, dans l'une des narines du malade en lui comprimant les ailes du nez avec la main gauche de manière à fermer complètement l'ouverture des fosses nasales. Le patient fait un mouvement de déglutition qui a pour effet d'ouvrir les trompes. A ce moment on lance l'air dans leurs cavités en comprimant le ballon en caoutchouc. Au lieu du mouvement de déglutition à vide on fait souvent avaler une gorgée d'eau, ou la salive. Ce procédé est très employé dans le traitement des maladies de l'oreille, il ne procure pas de douleur, tout au plus un peu de surprise. Il ne peut être employé dans les cas de division de la voûte palatine.

Procédé de Lucæ. — On insuffle de l'air comme dans le procédé de Politzer, mais pendant que le malade prononce la lettre *a* qui fait tendre le voile du palais et fermer ainsi la partie postérieure du pharynx.

Procédé de Gruber. — Analogue à la méthode précédente, mais au lieu de tendre le palais il le relève en prononçant le mot *houck*. Ce procédé est très commode pour les enfants.

Procédé de Dragumis. — Il consiste à gonfler les joues comme pour souffler, les narines étant fermées, et d'exécuter des mouvements de déglutition à vide, sans avaler l'air contenu dans la bouche.

Procédé de Schell. — On se bouche le nez pendant l'acte de bailler franchement.

Procédé de Toynbee. — Le patient fait des mouvements de déglutition, le nez et la bouche fermés.

Auscultation. — L'auscultation de l'oreille se fait au moyen de l'otoscope, qui serait mieux appelé stéthoscope. C'est un tube en caoutchouc ordinaire de 0,80 centimètres de long environ dont une extrémité est fixée au conduit auditif externe du malade et l'autre à celui de l'opérateur.

Par ce moyen, on peut reconnaître avec certitude l'état de la trompe. Ainsi, si l'on n'entend aucun bruit c'est que l'occlusion ne permet pas le passage de l'air dans sa cavité ; si l'on entend un râle fin prolongé, il pourrait se faire que l'obstruction soit incomplète et c'est le timbre du râle qui nous indiquera la nature de l'obstruction et la présence du liquide dans la caisse.

Exploration au moyen du cathétérisme. — Ce procédé fut découvert en 1721 par un maître de poste de Versailles nommé Guyot, qui pénétra dans la trompe d'Eustache avec une sonde en passant par la bouche. Plus tard, en 1741, Cléland eut l'idée de se servir d'une sonde un peu modifiée qu'il introduisit par les narines. Depuis Cléland jusqu'à nos jours, Antoine Petit (1753), Wathen (1755), Portal (1758), Sabatier (1810), Boyer (1818), Saissy (1837), Hubert-Valleroux, Deleau, etc., ont étudié et fait progresser ce moyen d'exploration. Aussi chaque chirurgien a son procédé de cathétérisme.

Ces méthodes varient suivant la forme de l'instrument, la longueur, l'angle de courbure, suivant qu'on introduit par la bouche ou par le nez l'instrument et suivant la rotation qu'on lui fait exécuter pour arriver à l'orifice guttural de la trompe. Chacune de ces méthodes présente ses avantages dans les mains habiles de ces maîtres.

Nous adopterons l'instrument et la méthode que nous croyons les plus simples et dont voici la description.

Instrument. — Sonde en caoutchouc durci ou métallique, longue de 15 à 16 centimètres d'une circonférence de 12 à 15 millimètres. Une extrémité (bec) courbe et longue de 3 à 4 centimètres forme avec la partie droite un angle courbe variant de 115° à 145° ; l'autre extrémité (pavillon) est évasée de manière à recevoir l'embout qui la relie à la poire en caoutchouc ; elle est surmontée d'un anneau, d'une plaque ou simplement marquée d'une raie pour connaître la direction de la courbure de la sonde.

Moyen d'employer le cathéter. — Le malade est assis devant le médecin, la tête droite. L'opérateur tient la sonde comme une plume à écrire et l'introduit dans les fosses nasales, la concavité de la sonde tournée en bas et de manière que le bec suive la direction de l'angle dièdre formé par la réunion de la cloison et du plancher jusqu'au bord postérieur de cet angle ; à ce niveau, on fait exécuter à l'instrument un petit mouvement de rotation de manière que la concavité de la sonde regarde directement en dehors, puis élevant un peu le bec, on le fait pénétrer profondément avec facilité dans l'ouverture de la trompe. On peut encore employer le procédé *de Giampietro* : la tête étant maintenue renversée par un aide, on introduit la sonde dans la narine, de manière que la convexité s'appuie sur la gouttière ; le bec est relevé en haut de manière à raser la paroi correspondante de la cloison. Arrivée dans le pharynx, la sonde décrit un mouvement de rotation en dehors, et le bec vient rencontrer le relief muqueux du pavillon, s'il ne pénètre pas dans son orifice.

Avec le cathéter qui prolonge la trompe en dehors on peut introduire dans la cavité tubo-tympanique de l'air, un mandrin, une bougie.

Bougies. — Les bougies sont employées pour constater l'état de la lumière du canal. On peut s'assurer ainsi des rétrécissements. Ces bougies sont faites de substances diverses, gomme élastique, gutta-percha, baleine, corde à boyau, laminaria digitata, métal.

Nous préférons la bougie faite avec un intestin de vers à soie, recouverte d'une ou plusieurs couches de tissu enduit extérieurement de gomme. Ces bougies sont résistantes et souples et peuvent être trempées dans des solutions médicamenteuses. On introduit les bougies dans la trompe comme le cathéter.

DEUXIÈME PARTIE

CONSIDÉRATIONS GÉNÉRALES SUR LE DÉVELOPPEMENT DU CATARRHE DE L'OREILLE MOYENNE DANS LES MALADIES DE LA CAVITÉ NASO-PHARYNGIENNE. OTITE MOYENNE, AIGUE ET CHRONIQUE.

CHAPITRE PREMIER

MALADIES DE LA CAVITÉ NASO-PHARYNGIENNE DANS LEURS RAPPORTS AVEC LES MALADIES DE L'OREILLE MOYENNE

Les maladies de l'oreille moyenne sont très fréquentes, rarement isolées et le plus souvent concomitantes avec une affection de la cavité naso-pharyngienne, affection qui peut être localisée dans cette région, ou dépendante d'une maladie plus ou moins grave.

Cette coïncidence pathologique de la cavité qui nous occupe, avec le canal tubo-tympanique, trouve naturellement son explication dans leurs rapports anatomiques et physiologiques. Ils sont beaucoup plus étroits chez l'enfant à cause de l'espace relativement restreint de leur pharynx et de la richesse glandulaire de leur muqueuse. C'est du reste chez lui que les maladies de l'oreille moyenne sont le plus fréquemment observées.

Mais indépendamment des relations de ces cavités voisines, le catarrhe de l'oreille moyenne peut se produire d'une manière isolée et indépendante, par exemple à la suite d'un refroidissement, d'un courant d'air, d'un traumatisme de la caisse et par l'introduction accidentelle d'un corps étranger. Il peut encore être déterminé primitivement par une affection aiguë telle que la variole, la scarlatine, la fièvre typhoïde, etc., ou provenir d'un état général comme la tuberculose, la scrofule, etc.

Cependant ces manifestations locales primitives sont relativement rares, comme on le verra en étudiant les symptômes et la pathogénie de l'otite dans ces affections. Le plus souvent, le catarrhe de l'oreille moyenne est la conséquence d'un trouble de la cavité naso-pharyngienne, comme nous allons essayer de le démontrer en l'envisageant d'une manière générale.

Exposons premièrement une inflammation simple de la muqueuse de la cavité naso-pharyngienne.

Cette phlogose se compliquera souvent d'une infiltration séreuse de son tissu cellulaire sous-jacent, les glandes augmenteront de volume et sécréteront un liquide plus ou moins abondant selon le degré de la phlegmasie. C'est-à-dire que la muqueuse aboutira à trois états morbides, le gonflement, l'hypersécrétion, la granulation. Mais cet état de la muqueuse ne s'arrêtera pas là ; il gagnera bientôt la muqueuse tubaire qui est la continuité immédiate de celle du pharynx et entraînera le rétrécissement ou l'obstruction complète de cette cavité.

D'autre part les troubles portés dans le fonctionnement régulier de la cavité tubaire peuvent être encore le résultat de causes mécaniques, comme par exemple, compression de la trompe, oblitération simple de son orifice et même destruction par les tumeurs de la région nasale ou pharyngienne. Les muscles salpingiens peuvent, à leur tour, déterminer des altérations dans la trompe par leur parésie, leur paralysie, ou leur spasme.

Voici maintenant ce qui se passera du côté de la caisse consécutivement à l'obstruction de la trompe. L'air de la caisse ne sera plus constamment renouvelé comme à l'état normal, il se trouvera donc raréfié à cet endroit par l'absorption de la surface libre de la muqueuse. Mais la pression atmosphérique exercera toujours sa force d'expansion sur la face externe du tympan qui ne sera plus balancé par l'expansion interne. Il résultera que la membrane tympanique refoulée contre le promontoire comprimera nécessairement la chaîne des osselets qui, à leur tour, par la pression de l'étrier sur la fenêtre ovale, augmentera le degré de pression dans l'oreille moyenne, entraînant une série de phénomènes sympathiques qu'il serait trop long d'énumérer. Du reste, nous ne pouvons mieux faire, à ce propos, que de citer les paroles de Follin et Duplay : « La gravité, disent-ils, de l'obstruction de la « trompe d'Eustache est subordonnée à la cause qui la « produit. Si l'on excepte les cas dans lesquels la trompe « est complètement oblitérée par une cicatrice ou une « tumeur du voisinage, l'obstruction simple de ce con- « duit ne constitue pas un état grave.

« Cependant si elle se prolonge, elle peut déterminer du

« côté de l'oreille moyenne, une série de lésions assez « graves pour compromettre ultérieurement la fonction « auditive.

« Ces lésions consistent dans l'ankylose des osselets, « l'atrophie de la membrane du tympan et des muscles « intrinsèques de l'oreille. On sait, en effet, que par suite « de l'obstruction de la trompe ou de la raréfaction de « l'air dans la caisse qui en est la conséquence, la mem- « brane du tympan et les osselets sont refoulés en dedans « par la pression atmosphérique, et immobilisés dans cette « position. La persistance de cet état ne tarde pas à déter- « miner des troubles du côté de la membrane du tympan, « des muscles, des osselets et des articulations des osselets. « Il résulte de là que, dans certains cas d'obstruction de « la trompe, datant de longue date, les troubles fonction- « nels persistent dans une certaine mesure, alors même « que la perméabilité de la trompe est rétablie. »

Mais l'obstruction directe ou par propagation n'est pas absolument nécessaire pour entraîner tous ces phénomènes, et l'obstruction simple des fosses nasales déterminera des complications du côté de la caisse, absolument semblables et par un mécanisme peu différent.

En effet la respiration ordinaire se fait par le nez, le pharynx et le larynx. A chaque mouvement d'inspiration et d'expiration l'air se renouvelle dans le nez et dans la trompe, l'équilibre aérien est donc maintenu. Mais si un gonflement considérable obstrue le nez, le malade respire par la bouche, dès lors, l'air passant sous le voile du palais n'a plus d'action sur l'orifice de la trompe, par suite il n'est plus renouvelé et l'équilibre est détruit. Cette obstruction est produite par les tumeurs et les polypes ou simplement par un catarrhe nasal, surtout chez les enfants. L'enfant ne se mouchant pas, la sécrétion abondante ne peut être rendue, de là, accumulation dans les fosses nasales de ces mucosités qui, jointes au gonflement habituel et principalement du cornet inférieur, fermera complètement l'orifice postérieur des fosses nasales. Cet état déterminera la respiration buccale avec toutes ses conséquences, ainsi que nous le verrons plus tard en étudiant l'influence que le coryza, les tumeurs adénoïdes et autres maladies qui frappent cette région, aura sur l'appareil acoustique.

Nous croyons avoir suffisamment établi les éléments sur le développement des affections de l'oreille moyenne pour passer de suite à l'étude de leurs symptômes, de leur marche et de leur diagnostic qui nous serviront de base pour l'interprétation raisonnable des lésions auriculaires dans les maladies nombreuses qui frappent la cavité naso-pharyngienne.

CHAPITRE II

CATARRHE AIGU DE L'OREILLE MOYENNE.

Nous examinerons successivement dans cette affection les symptômes subjectifs et les symptômes objectifs.

Symptômes subjectifs. — Dans cette maladie, sous sa forme la plus légère, c'est-à-dire dans le catarrhe simple de la caisse, les malades accusent un peu de gêne au fond de la gorge, une douleur assez vive du côté de l'oreille, de la surdité et des bourdonnements variables dans leur intensité, rarement ils se plaignent de vertiges, de céphalalgie ou d'autres phénomènes fébriles. Mais généralement l'inflammation ne s'arrête pas là ; elle gagne le tissu cellulaire et le périoste de la caisse, alors les accidents sont plus graves que précédemment. Dans ce cas, la douleur d'oreille peut devenir atroce et intolérable. Il y a une tension douloureuse et profonde des conduits auditifs s'irradiant dans les tempes, les mâchoires, l'apophyse mastoïde et la gorge ; il n'est pas rare de voir la douleur suivre toutes les ramifications du nerf facial jusqu'à l'épaule correspondante. D'autres fois il résulte une paralysie de ce nerf, produite par son irritation dans son trajet tympanique. Ces douleurs augmentent par les mouvements de la déglutition, l'éternuement, la toux, et l'action de se moucher. Le passage des aliments solides ou liquides, par le pharynx, déterminent même, dans les trompes, un sentiment d'érosion et d'élancement. Constamment, sous cette forme, les douleurs sont accompagnées de surdité et de bourdonnements. L'ouïe peut être complètement abolie ou simplement diminuée. Il en est de même pour la transmission des vibrations sonores par les os du crâne.

Quoique les bourdonnements soient un symptôme plus remarquable dans le catarrhe chronique, il peut être aussi, dans cette forme, un phénomène très variable et très pénible. Ils doivent donc nous arrêter un instant. Ces bourdonnements ressemblent tantôt au bruit d'une locomotive plus ou moins lointaine, tantôt à un bruit confus et analogue à celui d'une chute d'eau, mais le bruit de coquillage prédomine le plus souvent. Le timbre présente encore un plus grand nombre de nuances qui varient depuis le sifflement aigu jusqu'aux résonnances sombres et caverneuses que les malades comparent à l'écho d'un puits, d'une citerne ou d'une voûte. Ces bourdonnements sont continus ou intermittents, très souvent ils sont pulsatils, c'est-à-dire isochrones aux battements artériels, aussi la compression de l'artère carotide les fait-elle diminuer; par contre, tout ce qui détermine un afflux sanguin l'augmente considérablement : c'est pourquoi le patient s'abstient de se baisser ou de faire un effort. Mais il est difficile de maîtriser l'ennui, la contrariété, conditions qui augmentent les congestions et provoquent un ensemble de phénomènes fébriles sympathiques.

C'est alors que la chaleur augmente, que le pouls s'accélère, que la soif s'allume; puis il survient des vertiges, des nausées, des vomissements et des phénomènes méningitiques à s'y méprendre surtout chez l'enfant, ainsi que le fait très bien remarquer Gellé : « L'enfant, dit-il, est incapable de dire où il a mal ; il a mal à la tête, au ventre.... J'assiste le cinquième jour à une crise et l'idée d'une méningite vient me heurter l'esprit. L'enfant s'agite, sa face rougit, il cherche à sortir du lit commun poussé par une peur, il crie, et ce sont bien des cris de souffrance ; sa figure aussi exprime la souffrance. » C'est à dire que les crises de douleurs, l'apparence de peur et de vertige caractériseront seulement chez l'enfant, cette maladie, dans les cas graves. Le diagnostic n'est donc porté que lorsqu'il apparaît un écoulement par l'oreille.

Aux symptômes, douleurs, surdité, et bourdonnements,

la participation de l'obstruction de la trompe vient encore ajouter ses caractères qui lui sont propres et qui se règlent selon le degré d'engorgement de cet organe.

Lorsque la trompe est incomplètement obstruée, le tableau antérieur est très attenué, les bourdonnements sont moins incommodes (coquillage) et la douleur n'est réveillée que par les mouvements de la cavité naso-pharyngienne principalement quand le malade pousse l'air dans la cavité (procédé de Valsalva).

Si l'obstruction est très accentuée, le malade est alors incommodé par une résonnance dans la profondeur du crâne, que le moindre bruit ou le moindre mouvement, rend très pénible. Aussi cette situation jette-t-elle ceux qui en sont atteints, dans une tristesse profonde. Ils évitent tous mouvements car leur marche, le bruit de leurs pas, leur voix même, résonne désagréablement dans l'oreille. Enfin l'imperméabilité complète de la trompe à l'air est la condition la plus mauvaise dans laquelle se trouve le patient, car c'est alors que la tendance aux vertiges, aux éblouissements et aux étourdissements revient par intermittences et accompagné de nausées et de vomissements caractérisant cet état grave. Dans ce cas c'est au mucus qui remplit la caisse en faisant un effort contre ses parois, et à la compression énorme qu'on doit attribuer tous les accidents nerveux.

Ces troubles ne peuvent durer longtemps sans produire des conséquences très fâcheuses du côté des méninges. Fort heureusement, le plus souvent, les souffrances diminuent parce que le liquide accumulé dans la cavité tympanique se livre passage en forçant la résistance que lui oppose la trompe ; alors le liquide tombe dans la gorge ou bien il déchire la membrane du tympan et s'écoule dans le conduit auditif. D'autres fois il gagne les cellules mastoïdiennes, mais c'est rare. Cependant le catarrhe purulent n'est pas infailliblement la conséquence de la propagation et l'on constatera quelquefois l'inflammation aiguë non purulente. Mais les symptômes subjectifs resteront à peu de chose près, les mêmes, ainsi que cela arrive comparativement dans l'inflammation sèche ou avec épanchement des autres cavités de notre organisme. Ici comme ailleurs la formation de collections purulentes est marquée par des frissons qui surviennent à des époques régulières, ainsi que tout le cortège fébrile.

Ajoutons que dans tous ces cas il est important d'examiner le tympan qui nous permettra de juger le degré de la phlegmasie et s'il existe oui ou non, un épanchement dans la caisse.

Symptômes objectifs. — Dans l'inflammation superficielle purement catarrhale le tympan offrira un aspect rougeâtre, dû à l'injection vasculaire, plus marquée le long du manche du marteau qui ne peut être aperçu par l'injection des vaisseaux qui l'accompagnent. La membrane est quelquefois assez transparente pour permettre de juger le fond rouge de la muqueuse qui recouvre le promontoire. D'autres fois elle est jaune terne et recouverte d'un exsudat sur sa surface et de plaques ecchymotiques par rupture vasculaire. Le tympan peut aussi s'ulcérer. Enfin, c'est par le degré plus ou moins marqué de cette injection qu'on jugera la gravité de l'inflammation.

Lorsqu'il y aura un exsudat dans la caisse, soit muqueux, séreux ou franchement purulent, le tympan prendra un aspect caractéristique. Ainsi, en plus de l'injection vasculaire qui nous est déjà connue, si l'épanchement n'est pas très abondant, il occupera les parties déclives de la caisse et la membrane semblera séparée en deux parties par une ligne noirâtre indiquant le niveau de l'épanchement. Le triangle lumineux ne sera, par conséquent, plus perçu. Pour juger la substance de l'épanchement on fera incliner la tête du malade en diverses positions et si la ligne de démarcation varie, le liquide est séreux ; il n'en sera pas ainsi s'il est purulent. On peut aussi juger la nature du liquide par l'insufflation de l'air dans la caisse, ainsi que nous le verrons plus loin.

Si l'épanchement occupe toute la cavité de la caisse, le tympan nous paraîtra d'un gris terne ou blanc jaunâtre, faisant saillie dans le conduit. Généralement le tympan ainsi refoulé et fortement comprimé se ramollit et finit par se rompre, puis le liquide s'écoule en dehors par le conduit auditif externe en constituant une otorrhée variable dans sa marche, sa durée et sa terminaison.

Marche, durée, teiminaison. — Disons d'abord que la durée du catarrhe de l'oreille moyenne est subordonnée à l'état d'acuité ou de chronicité de la maladie elle-même, à l'état de l'organisation particulière à chaque individu et principalement à l'état de co existence des autres maladies dans les régions voisines. Cependant lorsque le catarrhe de l'oreille moyenne est borné à la trompe d'Eustache et exempt de complications, il a une tendance à la guérison.

Dans le catarrhe purulent lorsque le liquide s'échappe en dehors, il peut arriver qu'une otorrhée indéfinie ou intermittente s'établisse, ou bien à une période plus ou moins éloignée, l'écoulement qui, au commencement était plus ou moins liquide, devient séro-muqueux, muco-purulent et franchement purulent pour se terminer par la cessation complète.

Le catarrhe sec peut aussi, comme le purulent, durer de longues années en passant à l'état chronique, ce qui aurait pu être évité par un traitement précoce, malgré ce funeste préjugé qui fait croire qu'il n'y a rien à faire contre les maladies d'oreilles.

Les terminaisons par la mort signalées à la suite du catarrhe de l'oreille moyenne, doivent être plutôt attribuées à l'extension de la maladie aux organes avoisinants, ou à un phénomène morbide sympathique agissant sur lui, par réaction. C'est ainsi que le catarrhe de l'oreille moyenne est devenu la cause d'une carie du rocher, d'une méningite, d'un abcès du cerveau ou d'autres altérations dans des organes plus éloignés (phlegmon de l'œil, strabisme, etc...) (1). Mais nous croyons que dans ces cas comme dans ceux où elle produit une lésion de l'oreille interne, ces altérations doivent être envisagées comme une complication fâcheuse.

Nous ne considérerons les terminaisons du catarrhe de

1. (Thèse H. Gervais, Paris 1879 : *Des abcès mastoïdiens liés aux affections de l'oreille).*

Obs. I. — Otite périostique de la caisse et du conduit. Périostite de l'apophyse mastoïde.

Troubles oculaires consistant en souffrances, diplopie.

Obs. II. — Otite purulente de la caisse. Abcès mastoïdien. Strabisme interne de l'œil droit, diplopie latérale.

« M. Tillaux attribue ces troubles oculaires à une irritation des nerfs de la dure-mère. »

l'oreille moyenne simple ou purulente, catarrhale ou phlegmoneuse, que sous deux formes : la guérison complète ; et le passage à l'état chronique.

Diagnostic de l'otite moyenne aiguë. — Ce diagnostic est toujours difficile chez l'enfant, lorsque les symptômes généraux présentent un certain degré de gravité. La violence de la douleur et les accidents cérébraux qui existent parfois peuvent faire croire à une méningite. C'est qu'en effet la douleur d'oreilles est quelquefois atroce et intolérable ; il y a de la fièvre, des nausées, des vomissements, de la céphalalgie, de l'insomnie et parfois des convulsions, du délire, du coma. C'est seulement par l'absence de certains symptômes de cette dernière maladie, tels que la constipation, la raideur de la nuque, le ventre en bateau, ou par l'examen direct du tympan que le diagnostic peut être établi.

L'otite externe circonscrite ne peut jamais être confondue avec une otite moyenne aiguë, même lorsque cette première affection est accompagnée de fièvre, de frissons et de symptômes cérébraux très marqués. La douleur de l'otite externe est toujours circonscrite aux organes limitrophes de ce canal, et elle est surtout provoquée ou exaspérée par leur attouchement ou par les mouvements occasionnés par la mâchoire. En plus il est facile de constater directement l'inflammation du conduit auditif qui est souvent assez prononcée pour ne permettre l'introduction de la plus étroite bougie.

Il est rare dans ces circonstances que l'inflammation reste limitée. Le plus souvent des bourdonnements très pénibles et des douleurs violentes spontanées envahissent le côté correspondant de la tête : c'est que l'otite externe a provoqué une myringite aiguë dont les symptômes subjectifs se confondent souvent avec ceux de l'otite moyenne, car dans cette dernière maladie la participation de la phlegmasie de la membrane tympanique est presque constamment la règle. Cependant par l'examen direct de cette membrane on pourra constater que lorsque l'inflammation est limitée à celle-ci, elle ne formera pas cette saillie en dehors, produite par l'épanchement dans la caisse, mais l'injection, les plaques ecchymotiques et la vascularisation qui suit le manche du manteau, lui seront communes. Enfin d'autres fois dans l'inflammation du tympan, il apparaît sur sa surface des petites vésicules (myringite phlycténulaire) et des abcès qui s'ouvriront spontanément, laissant des ulcérations qui seront le point de départ de la perforation. C'est seulement en remontant à l'origine de l'affection qu'on établira le diagnostic sur la cause qui engendra ce phénomène.

Quant aux symptômes qui caractérisent spécialement les maladies de l'oreille interne, ils sont trop vagues et trop obscurs pour permettre d'établir des caractères bien tranchés avec les lésions limitées à l'oreille moyenne. Du reste, comment expliquer certains troubles de vertiges, de bourdonnements, d'éblouissements et de surdité sans la participation du labyrinthe ou une disposition morbide du nerf accoustique?

CHAPITRE III

CATARRHE CHRONIQUE DE L'OREILLE MOYENNE.

Le catarrhe chronique de l'oreille moyenne peut débuter d'emblée dans le cours d'une maladie de la cavité naso-pharyngienne, aussi bien que succéder à un catarrhe aigu de la caisse ; mais le plus souvent il s'installe sans bruit chez les personnes atteintes depuis longtemps d'une affection de la gorge, du nez ou du pharynx, et c'est insensiblement que l'ouïe s'affaiblit.

Cette dysecée est accompagnée de bruits dans les oreilles, mais le malade y prête généralement peu d'attention, attribuant ce phénomène aux variations de l'atmosphère.

D'autres fois le malade se préoccupe un peu plus de cette surdité et de ces bourdonnements en ayant soin cependant de cacher son infirmité, aussi le patient a-t-il recours à divers artifices qui lui permettent de faire diminuer ces bruits importuns. Ainsi, les uns font une profonde inspiration la bouche fermée et au même instant un mouvement de déglutition ; d'autres fois, ils font une expiration forcée par le nez en contractant les muscles du voile du palais, ce qui dilate l'ouverture de la trompe et permet dans les deux cas à l'air de pénétrer. Il en est d'autres qui emploient instinctivement le procédé de Valsalva. Très souvent certains malades introduisent l'annulaire dans le conduit auditif externe de manière à l'obstruer hermétiquement pour le retirer ensuite avec rapidité ce qui a pour effet d'attirer la membrane du tympan en dehors. Enfin le maître de poste Guyot n'a-t-il pas eu recours à un artifice extrême comme celui de se cathétériser lui-même la trompe pour apaiser la dysecée et les bourdonnements qui le tourmentaient. C'est grâce à lui aussi qu'une révolution complète s'est produite dans le traitement des affections de l'oreille.

Dans d'autres circonstances, telles que dans le cours du traitement d'un coryza persistant, d'une angine chronique, c'est le médecin qui, à la grande surprise du malade, appelle son attention sur une affection de l'oreille passée inaperçue jusqu'à ce moment. En effet, l'affection de la cavité naso-pharyngienne s'est développée dès l'enfance, au dire du malade, mais soit par habitude, soit parce que la surdité s'est montrée d'un seul côté comme cela arrive fréquemment, le malade ne s'est pas préoccupé de son ouïe, d'autant plus que l'organe lui a paru toujours sain, l'oreille n'ayant presque jamais coulé, ou si l'écoulement s'est fait pendant quelque temps, ce phénomène n'a été que de peu d'importance pour le malade, comme nous l'avons souvent entendu dire par celui ci, et par le médecin lui-même : cette othorrée était un exutoire bienfaisant et sa suppression n'aurait pu que produire des conséquences funestes pour l'organisme. » C'est pour cela peut-être que nombre d'enfants épuisés par une longue suppuration de l'oreille moyenne et des os qui forment ses parois, paraissent chétifs, amaigris, quand à cela ne vient pas encore s'ajouter une cruelle infirmité : la surdi-mutité.

La surdité et les bourdonnements sont donc les symptômes dominants dans la forme chronique. Ces deux phénomènes font des progrès qui ne présentent pas entre eux une relation directe : tantôt le malade est tellement sourd qu'il croit que la surdité est sa seule infirmité, tantôt il est affligé de bruits de diverses natures qu'il regarde comme le symptôme principal de son affection. Dans l'un et l'autre cas, le malade éprouve parfois des élancements passagers, quelquefois d'une durée plus prolongée, mais cependant bien différents des poussées que nous avons rencontrées dans l'inflammation aiguë.

Si dans le catarrhe aigu les douleurs ne nous permettent pas toujours de rechercher la perméabilité de la trompe et le degré de surdité, il n'en est pas de même dans le catarrhe chronique dont l'examen est très important.

Recherche de l'acuité auditive et de la perception crânienne. — Pour connaître le degré de l'ouïe, le médecin doit s'assurer de l'état de l'acuité auditive et de la perception crânienne.

La recherche de l'acuité auditive se fait au moyen de la voix, de la montre, du diapason et de l'audiomètre ou acoumètre. Nous ne nous étendrons pas sur ces différents moyens décrits dans tous les traités des maladies de l'oreille. Nous dirons seulement que la voix est en somme le meilleur acoumètre.

Quant à la perception crânienne, la recherche se fait surtout avec la montre et le diapason.

Pour constater le degré de perméabilité de la trompe, on emploiera les procédés décrits précédemment et principalement l'insufflation avec le cathéter associée à l'auscultation.

En auscultant l'oreille du malade à mesure qu'on insuffle l'air à travers le cathéter, l'air arrivera à l'oreille moyenne en faisant entendre des bruits variés ; il donne lieu à un souffle plein suivi d'un claquement qui est produit par le refoulement du tympan en dehors, c'est qu'il n'y a pas de rétrécissement de la trompe, car si l'air passait dans un canal étroit, le bruit serait aigu, parfois sifflant. Si le canal tubo-tympanique renfermait du liquide, on entendrait des bruits variés ressemblant au râle crépitant, sous-crépitant, et parfois à un véritable gargouillement. Ces râles présenteront encore un grand nombre de nuances qui dépendront de la quantité et de la viscosité des matières contenues. Nous connaissons en outre le sifflement qui caractérise la rupture du tympan, mais qui, cependant, n'est pas un caractère constant.

Un autre moyen pour reconnaître la viscosité du liquide que renferme la trompe et la caisse consiste à prendre l'acuité auditive du malade avant et après le passage de l'air dans la caisse. Si l'acuité se maintient bonne après le passage de l'air, le liquide est séreux ; si l'acuité redevient mauvaise, le liquide est muqueux. Enfin, si on examine le tympan, on verra qu'il existe sur cette membrane une raie noire avant et surtout après le passage de l'air. Cette raie est l'effet d'une bulle d'air qui se mêle au liquide principalement lorsqu'il est séreux. Souvent même on aperçoit derrière la membrane une série de bulles d'air mélangées au liquide. Malgré l'excellence des moyens d'exploration physique à l'aide de l'auscultation et de l'acuité auditive, ils sont encore insuffisants pour reconnaître le degré d'avancement de catarrhe chronique de l'oreille moyenne et l'on devra toujours examiner par la vue l'état de la caisse et de la membrane.

Symptômes objectifs. — Nous n'avons pas l'intention de décrire ici d'une manière spéciale chaque forme particulière d'otite moyenne chronique ; nous passerons seulement en revue les divers caractères que les tympans peuvent présenter dans leur forme, leur position, leur transparence dans le cours de cette affection. Nous ne tiendrons pas compte de la forme de l'otite qu'elle soit sèche ou humide, séreuse ou purulente.

Forme. Position. — Nous avons déjà vu les modifications du tympan lorsqu'il existe du liquide dans la caisse. Rappelons toutefois que lorsque ce liquide est assez abondant, la membrane sera convexe en dehors et uniformément sans saillies ni dépressions s'il n'existe pas d'adhérences à la paroi interne. La couleur variera du gris au jaune et blanc laiteux et on ne pourra distinguer les parties habituelles de la caisse du tympan.

Si par contre il y avait raréfaction d'air dans la cavité tubo-tympanique, la membrane exposée à la pression atmosphérique serait concave, refoulée en dedans. Dans ce cas lorsque la pression extérieure agit sur les fibres circulaires du tympan, on le verra en forme d'entonnoir, mais s'il agit encore sur les fibres radiées il en résultera que la membrane plus enfoncée prendra une forme de cratère (Berthold). Par cette disposition le manche du marteau paraîtra plus oblique et l'apophyse externe plus saillante ; en un mot tous les éléments de la caisse seront en relief. Le triangle lumineux changera forcément de forme. Ainsi il deviendra d'autant plus long et mince que la membrane sera plus enfoncée, et lorsque cette dernière prendra la forme de cratère, la sienne sera bistordue. Il peut arriver que le reflet lumineux manque complètement. Cet état tient à ce que, la membrane pour passer de la forme d'entonnoir à celle de cratère, a subi, avec le manche du marteau et le reste de l'appareil transmetteur un mouvement de rotation externe qui fait qu'aucune partie de la membrane ne se trouve plus perpendiculaire à l'axe visuel. Si ce passage de la forme d'entonnoir à celle de cratère se fait seulement dans le centre de la membrane, tandis qu'une partie plus ou moins large de la zône périphérique conserve sa situation, il apparaît soit en haut, soit en bas, un reflet linéaire décrit par Politzer.

Lorsque la membrane subit un enfoncement partiel et localisé à certains points, on peut avoir un reflet anormal qui correspond aux points enfoncés. Ces enfoncements sont fréquemment produits par les brides, les cicatrices, l'épaississement, l'atrophie, les adhérences des osselets et par d'autres altérations dans la texture du tympan. Du reste, nous allons décrire ces altérations.

Disons d'abord, que dans tous ces cas, l'emploi du spéculum pneumatique (fig. 14) sera d'un précieux usage pour le diagnostic. En effet, avec cet appareil nous constaterons, la mobilité normale ou anormale du tympan, la rétraction, les adhérences, les accolements de la membrane à la paroi interne de la caisse, et certaines ankyloses de la chaîne des osselets. Il peut aussi nous révéler quelques perforations du tympan qui passeraient inaperçues sans le secours du spéculum pneumatique.

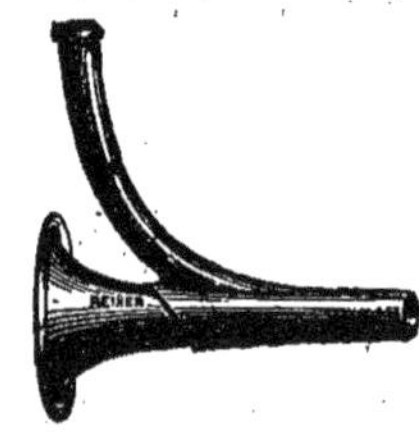

Fig. 14. — Spéculum pneumatique de Hrubresch.

Transparence. — *Couleur.* — La transparence et la

couleur du tympan sont aussi très modifiées dans l'otite chronique. Ces changements sont dus aux altérations de texture et aux productions pathologiques développées sur sa surface. Ces altérations dépendent de l'état de congestion de la membrane, de son épaississement, de ses dégénérescences graisseuses, calcaires ou fibreuses, enfin de ses brides et cicatrices.

C'est ainsi que la membrane tympanique perd non seulement sa couleur et sa transparence, mais encore sa force et sa résistance, car elle peut se déchirer plus facilement sous l'influence d'une légère violence.

Ajoutons cependant que quelquefois, même à l'état chronique, le tympan conserve assez de transparence pour permettre de reconnaître au travers les diverses parties de l'oreille moyenne. Alors si elle se trouve projetée en dedans, elle pourrait, pour ainsi dire, se mouler sur la paroi interne de la caisse et sur la chaîne des osselets et par suite faire croire que le tympan n'existe plus. Aussi dans ce cas ferait-on une erreur de diagnostic si l'on n'employait pas le spéculum pneumatique.

Dans d'autres cas la membrane présente un aspect parcheminé, tendineux, plus ou moins opaque, selon l'épaississement, quelquefois nacré et vitreux. Elle peut être peu transparente ou complètement opaque si la membrane est attirée du côté de la caisse, le triangle lumineux, lorsque l'épaississement n'est pas très prononcé, peut être visible, mais il est déformé. Le spéculum pneumatique peut encore donner une idée de l'épaississement de la membrane par son degré de mobilité. Si la surface épidermique du tympan est desquamée comme cela arrive fréquemment dans certaines otites chroniques, au lieu de cette coloration gris perle plus ou moins brillante qu'elle présente normalement, elle nous paraîtra d'un gris voilé, comparable à certains nuages brumeux.

Quelquefois les produits d'exsudation sur le tympan et qui consistent en des dégénérescences graisseuses ou calcaires lui font perdre sa couleur et sa transparence. Les dégénérescences graisseuses s'y présentent soit à l'état diffus, soit sous forme de petits amas gris jaunâtre qni font des saillies plus ou moins marquées. Les incrustations calcaires ressemblent aux amas graisseux, mais elles ont un aspect plus blanc, plus éclatant et réfléchissent fortement la lumière. D'autres fois le tympan présentera des cicatrices concaves et brillantes, ou bien encore la cicatrice se développera en forme de cul de sac dans l'intérieur de l'oreille moyenne comme cela arrive lorsqu'elle est située à la périphérie. Dans ce cas, le diagnostic sera difficile à faire entre une perforation et une cicatrice, surtout si sa face interne est adhérente à la paroi interne de la caisse et en reproduit les saillies. On aperçoit alors par la fausse ouverture, les diverses parties de la caisse qui peut être plus ou moins rouge. C'est ce qui laisse encore mieux supposer que la muqueuse est vue directement, tandis qu'elle ne se présente à nos regards, que par transparence, car la cicatrice est si mince et tellement accolée à ses parois internes que l'illusion est complète. S'il n'y a pas adhérence, le procédé de Valsalva, le cathétérisme ou le spéculum pneumatique renverseront la membrane en dehors et produiront sur le tympan un sac convexe faisant saillie dans le conduit externe.

Les diverses perforations de la membrane tympanique, sa destruction et les productions polypeuses de la caisse sont encore des lésions fréquentes de l'otite moyenne chronique. Souvent ces altérations entraînent la suppuration de la caisse. Nous examinerons donc la perforation du tympan et la suppuration de la caisse, les polypes et les végétations polypeuses.

Perforation du tympan et suppuration de la caisse. — Les perforations du tympan sont excessivement variables dans leur dimension, leur forme et leur situation. Lorsque la membrane est complètement perforée on dit qu'il y a destruction. Le plus souvent, même dans les grandes destructions du tympan, la membrane de Schrappnell persiste.

La suppuration est aussi très variable. Elle peut être assez abondante pour mouiller plusieurs cotons dans une journée, d'autres fois c'est à peine si la suppuration existe. La fétidité du pus vient souvent de son altération à l'air, cependant lorsque l'otorrhée provient d'une carie, de lésions ulcéreuses ou gangréneuses plus profondes, le pus acquiert une odeur repoussante caractéristique. Dans ces cas la formation d'abcès par congestion, au pourtour de l'oreille, n'est pas sans une certaine importance pour le diagnostic. La constatation directe du pus dans la cavité de la caisse est très facile. Généralement il se présente sous une couleur blanc-jaunâtre, opaque, ayant la consistance de la crème, mais qui peut changer suivant la nature et le temps qu'il a séjourné dans le conduit, etc., on pourrait encore constater la présence de pus quand le malade se mouche ou quand on lui administre une douche. L'air qui passe par la perforation fait entendre un bruit de sifflement quand elle est petite, et un souffle large lorsqu'elle est étendue. Ces bruits arrivent à l'oreille par l'otoscope et ils sont mêlés de gargouillements dus à la vibration des gouttelettes de pus; qui en même temps que l'air, s'échappent par l'ouverture de la membrane. Quand la perforation est petite, le pus trouve quelquefois une issue plus facile par la trompe d'Eustache.

Les symptômes objectifs pour la constatation des perforations sont généralement bien accusés. Lorsque la perforation est petite et que les rayons lumineux ne pénètrent pas jusque dans la caisse, elle se présente sous la forme d'une tache noire; lorsqu'elle est plus grande on peut voir une étendue plus ou moins considérable de la paroi interne de la caisse. Si la membrane est entièrement détruite ce qui en reste est épaissi et présente un aspect charnu, vasculaire.

Les osselets peuvent être détruits et entraînés au dehors, dans ces cas, c'est généralement le manche du marteau, puis l'enclume qui fait défaut, l'étrier disparaît en dernier lieu. D'autres fois ce n'est qu'une partie d'un seul osselet qui manque, comme la longue branche du manche du marteau; il ne reste alors que l'apophyse externe avec une longueur plus ou moins grande de son manche.

Lorsque les osselets sont en place et dénudés leur blancheur ressort du fond rouge ou rose de la membrane de la caisse. Voici comment ces organes seront vus : l'apophyse externe se montre comme une pointe saillante correspondant à la partie la plus élevée du tympan, delà, le manche du marteau descend en diminuant d'épaisseur jusqu'au segment inférieur et médian correspondant à l'ombilic tympanique et au promontoire de la caisse. En arrière du manche du marteau on pourra voir quelquefois une autre saillie se détachant aussi du pôle supérieur, c'est l'enclume. Cette saillie est courbe, étroite et moins longue que le manche du marteau, elle se termine à peu près dans le centre du segment postéro inférieur correspondant à la région de la fenêtre ovale et de l'étrier. L'étrier est un osselet que l'on pourrait voir quelquefois chez le vivant quant il y a perforation du segment postéro-inférieur, ainsi que l'entrée du canal qui conduit à la fenêtre ronde, située à quelques millimètres au-dessous de la fenêtre ovale. On pourra encore voir l'entrée de la trompe d'Eustache à la partie antérieure du tympan, près du cadre.

Polypes et végétations polypeuses. — Les polypes et les végétations polypeuses sont très fréquents dans les suppurations de la caisse. Leur constatation objective n'est pas très difficile, elle consiste en la présence de petites tumeurs rougeâtres, très variables dans leur nombre et leur volume. Les végétations ne se distinguent des polypes que par la différence de volume et de développement. Quelquefois un seul polype prend une dimension assez étendue pour remplir la caisse, et se présente comme une tumeur rouge, saillante qu'on prendrait facilement pour le tympan congestionné. D'autres fois le polype implanté dans la caisse se montre étranglé par une petite perforation du tympan qui pourrait faire croire que cette végétation se trouve sur la membrane. Le plus souvent, à la suite des suppurations prolongées, l'altération de la muqueuse consiste dans la production de nombreuses granulations pédiculées, minces ou larges et três vasculaires.

Ajoutons maintenant que toutes les lésions que nous venons d'examiner d'une manière isolée peuvent se combiner, s'ajouter et généralement s'accompagner de diverses manières qui engendreront une grande richesse dans les variétés de l'otite moyenne chronique. Du reste dans l'étude de l'influence qu'exercent les maladies de la cavité naso-pharyngienne, nous aurons fréquemment à constater cette richesse de variétés.

L'autopsie vient encore confirmer cette opinion. C'est ainsi que nous finirons cette étude en donnant la statistique du Dr Taïnber chirurgien à l'hôpital Saint-Georges de Londres (London méd. gaz. juillet 1843) qui, sur cent vingt autopsies de sujets atteints de surdité, nous démontre la variété de lésions produites principalement par le catarrhe de l'oreille moyenne.

Le docteur Taïnber répartit ces diverses lésions de la manière suivante :

Première période (inflammation simple). — Inflammation simple de la membrane, les vaisseaux étant élargis, tortueux, pleins de sang. 10

id. Avec accumulation du mucus 1

id. Avec épanchement de sang dans le tissu de la membrane 3

id. Avec épanchement de sérum sanguinolent dans la cavité du tympan. 1

Id. Avec épanchement de lymphe dans la cavité 2

Id. Avec épanchement de sang et de lymphe dans la cavité 2

Deuxième période (fausses membranes). — Inflammation avec épaississement simple de la membrane dela cavité du tympan . . 5

Id. Avec épaississement floconneux 1

Id. Avec des adhérences membraneuses qui réunissent la

membrane et la corde du tympan au promontoire et à l'enclume 1

Id. Avec réunion de la membrane du tympan à l'enclume 6

Id. Avec réunion de la membrane du tympan à l'étrier . . 2

Id. Avec réunion de la membrane du tympan à la corde, aux nerfs et à l'étrier. 1

Id. Avec réunion de la membrane du tympan au marteau et au promontoire. 1

Id. Avec réunion de la membrane à la paroi du tympan et à l'enclume. 2

Id. Avec réunion de la membrane du tympan et des osselets à la paroi interne. 1

Id. Avec réunion de l'étrier au promontoire. 24

Id. Avec réunion de l'enclume à la paroi interne. 1

Id. Avec ankylose et adhérence de l'étrier à la fenêtre ovale. 1

Id. Avec fibres membraneuses formant réseau devant la fenêtre ronde 2

Id. Avec large membrane passant du promontoire aux cellules mastoïdes 2

Id. Avec la cavité tympanique pleine de fibres cicatricielles. 1

Id. Avec bandes membraneuses contenant de la matière scrofuleuse. 3

Id. Avec la cavité du tympan pleine de concrétions calcaires. 4

Id. Avec la cavité du tympan pleine de matières caséeuses. 2

Id. Avec végétations osseuses à la surface du promontoire. 2

Troisième période (ulcérations). — Épaississement de la membrane interne avec ulcération et pus 3

Id. Avec destruction d'un ou plusieurs osselets. 3

TROISIÈME PARTIE

DES DIVERSES MALADIES QUI EXERCENT UNE INFLUENCE SUR L'OREILLE MOYENNE

Parmi les affections du pharynx et du nez qui déterminent un trouble de l'ouïe, nous rencontrons d'abord les inflammations aiguës, tant simples que liées à une maladie générale, puis les inflammations chroniques, soit simples, soit dépendantes aussi de l'état général.

Certaines angines peuvent encore être occasionnées par un agent toxique.

Diverses tumeurs viennent comprimer les parois de la trompe.

D'autres lésions peuvent être déterminées par les corps étrangers.

Enfin, les fonctions de la trompe d'Eustache peuvent être troublées par suite d'une altération nerveuse provenant, soit d'un spasme, soit d'une paralysie des muscles affectés aux mouvements de la trompe.

C'est la classification que nous allons adopter pour cette partie.

CHAPITRE I

ANGINES ET CORYZA AIGUS

De toutes les maladies du pharynx et des fosses nasales qui peuvent retentir sur l'oreille, les maladies aiguës sont certainement celles qui démontrent le mieux cette influence.

En effet les phénomènes inflammatoires qui accompagnent l'angine et le coryza aigus, déterminent toujours un gonflement plus ou moins accentué de toute la muqueuse et en particulier de celle de la trompe d'Eustache qui n'est autre que la continuité de celle du pharynx. Ce canal étant normalement très étroit, la moindre altération de ses parois produit un rétrécissement pouvant amener une obstruction, même complète de la trompe, en faisant naître ainsi tous les phénomènes qui accompagnent ordinairement cette altération.

Les plus simples de ces maladies qui peuvent occasionner des troubles auditifs sont l'angine et le coryza catarrhal. Viennent après les maladies générales aiguës présentant des troubles des cavités nasales ou pharyngiennes et qui retentissent sur l'organe de l'ouïe par un mécanisme semblable.

C'est ainsi que nous étudierons, dans ce chapitre consacré aux maladies aiguës de la cavité naso-pharyngienne, l'influence, sur l'organe de l'ouïe, de l'inflammation catarrhale simple de cette cavité, ensuite cette même influence, lorsqu'elle est accompagnée d'une maladie générale.

§ 1er **Influence, sur l'appareil de l'ouïe, de l'inflammation catarrhale de la cavité naso-pharyngienne.** — Le froid, sous toutes ses formes, est un agent pernicieux pour la caisse tympanique.

Il peut agir directement sur l'organe lui-même ou indirectement par propagation. Dans le premier cas la lésion auriculaire est généralement unilatérale et dans le second bilatérale, mais dans l'un et l'autre cas, après une première atteinte, il reste presque toujours une sensibilité particulière dans l'appareil de l'ouïe pour que, chez certains individus, la moindre angine ou le plus léger coryza fassent retentir leur présence sur cet organe. C'est ainsi que la répétition fréquente du catarrhe de la cavité naso-pharyngienne, développe des lésions plus ou moins avancées sur un organe déjà malade.

Cependant le plus souvent l'inflammation catarrhale simple de la cavité naso-pharyngienne constitue chez l'adulte, à cause de son peu de gravité, plutôt une indisposition qu'une maladie. Dans la plupart des cas cette indisposition suit une marche assez rapide pour se terminer par résolution et n'avoir aucune action sur l'appareil de l'audition, d'autant plus que l'inflammation se limite parfois à certains endroits tels que les fosses nasales, le pharynx, l'amygdale, etc. Mais, dans d'autres cas, l'inflammation peut se généraliser et se porter dès le début sur la muqueuse de la trompe d'Eustache et produire ainsi des troubles de l'ouïe assez marqués au commencement même de l'affection,

Ajoutons que chez les jeunes enfants la persistance d'un coryza trop prolongé peut aussi entraîner des troubles assez graves dans l'organe de l'audition, tant par le manque de la respiration nasale que par la sensibilité spéciale de leur appareil auditif.

Les symptômes auriculaires produits par l'inflammation catarrhale de la cavité naso-pharyngienne sont très variables. Cependant nous verrons, dans les observations qui suivent ce paragraphe, qu'il existe souvent une relation entre l'affection de cette cavité et la manifestation auriculaire. En effet si l'angine ou le coryza ne déterminent qu'un gonflement peu prononcé de la muqueuse, les troubles de l'ouïe ne consisteront qu'en une légère surdité avec bourdonnements intermittents comparables à un bruit de coquillage, avec retentissement de la voix, phénomènes qui occasionnent plutôt une indisposition passagère, dépendant d'une obstruction de la trompe, et qui disparaîtront en même temps que l'inflammation de la membrane muqueuse.

Mais si l'organe de l'ouïe était déjà sensible par les répétitions fréquentes des angines ou coryza, ou bien si la phlogose était plus prononcée et accompagnée de produits de sécrétion, de graves désordres seraient amenés dans cet organe par l'oblitération de la trompe et du conduit petro-mastoïdien, par la compression de la corde du tympan et des osselets de l'ouïe. Cependant il est rare que les phénomènes soient aussi accentués dans la forme simplement catarrhale ; le plus souvent lorsque des troubles auriculaires paraissent dans l'angine, le coryza ou l'amygdalite on constatera un catarrhe de l'oreille moyenne déterminant des symptômes que nous avons étudiés dans le chapitre précédent à l'occasion de l'otite moyenne aiguë ; c'est ce que nous verrons dans les observations suivantes.

OBSERVATION I. (personnelle).

Angine pharyngée répétée. Otorrhée à droite.

Mme L..., 53, ans se présente à la clinique du Dr Baratoux le 16 septembre 1883. Cette malade eut un écoulement de l'oreille droite il y a 5 ans à la suite d'un violent mal de gorge.

L'otorrhée dura à peu près une année et depuis cette époque elle devint complétement sourde de ce côté. La malade déclara que cette oreille était sensible avant cette première angine, il est alors certain que cette maladie ne fit que stimuler les troubles auriculaires. Cette othorrée qui avait cessé fut donc réveillée une deuxième fois il y a quinze jours par une pharyngite dont elle est actuellement atteinte.

En effet par l'examen direct du pharynx on constate que l'inflammation est franchement catarrhale et occupe surtout la région pharyngienne qui est uniformément rouge et le siège d'une hypersécrétion abondante.

La malade souffre en avalant; et les douleurs qui sont bien localisées dans l'oreille sont très violentes, intermittentes et alternent avec des bourdonnements ressemblant au bruit produit par une locomotive en mouvement.

Examen des tympans. — Le tympan droit présente une perforation assez étendue de la région antéro-moyenne ; la membrane est très injectée ainsi que le conduit qui était rempli d'un pus concret et desséché avant l'injection d'eau tiède faite dans le but d'examiner cet organe. Quoique le tympan gauche soit normal la malade ressent de petites douleurs intermittentes de ce côté.

On conseille à la malade des gargarismes émollients et on lui insuffle dans l'oreille de la poudre d'acide borique.

Elle revient quelques jours après et nous constatons que la pharyngite a cédé à la médication.

Du côté de l'oreille la malade ne ressent plus ni douleurs ni bourdonnements et quoique l'écoulement par l'oreille droite persiste encore, il est beaucoup moins abondant.

Obrervation II (personnelle)

Catarrhe de la cavité naso-pharyngienne. Catarrhe tubo-tympanique

Mme A... P... journalière, chlorotique. 5 avril 1883. — Il y a 2 ans qu'elle eut pour la première fois, des douleurs dans les deux oreilles en même temps qu'une angine très aiguë. Depuis cette époque ces douleurs se renouvelèrent au moindre refroidissement, durant tout le temps du rhume ; elle adoucit ordinairement sa souffrance en introduisant un peu de coton dans ses oreilles. Malgré cette précaution, à la suite d'un rhume qui date de 20 jours, la douleur et les bourdonnements ne cessèrent pas. C'est pourquoi la malade vint consulter aujourd'hui.

Elle raconta qu'au début de son catarrhe elle ressentait des élancements très aigus dans le fond de la gorge qui s'irradiaient par moments dans tout le côté correspondant de la face et de la tête ; ces élancements se calmaient quelquefois après une sécrétion fétide que la malade rendait ; à cet instant il lui semblait que quelque chose s'ouvrait dans son oreille et elle entendait beaucoup mieux quoique les douleurs et les bourdonnements dussent recommencer avec la même intensité quelques heures après.

L'acuité est sensiblement diminuée des deux côtés, la transmission osseuse est normale pour la montre et le diapason.

Par l'exploration objective nous constatons que :

La muqueuse naso-pharyngienne est uniformément enflammée ; les amygdales n'ont pas augmenté de volume. En explorant la partie supérieure de la région correspondant à la tonsille de Luschka on aperçoit la muqueuse rouge et boursouflée, ce qui ne nous étonne pas étant donné l'état lymphatique de la malade.

Les tympans sont fortement convexes et d'une coloration grise voilée. L'insufflation d'air fait apparaître une raie noire sur le tympan, ce qui nous amène à admettre qu'il existe du liquide dans la caisse, affirmant même qu'il est séreux, car avant et après le passage de l'air, nous constatâmes après cet examen que l'ouïe était considérablement augmentée.

La malade fût soignée à la clinique pendant quelques temps pour son catarrhe naso-pharyngien au moyen de douches nasales et de cautérisations au nitrate d'argent; en plus le procédé de Politzer fût répété à diverses reprises en faisant incliner la tête de la malade sur l'épaule du côté de l'oreille affectée. Ce traitement fût assez efficace pour vider la caisse du produit de sécrétion. Après avoir suivi cette méthode pendant six semaines, la malade fut guérie.

Observation III (personnelle).

Coryza aigu. — Obstruction de la trompe gauche.

27 septembre 1883. — M. A. R..., valet de chambre, 19 ans, a fréquemment des rhumes de cerveau, son dernier rhume qui date de 8 jours fut accompagné, pour la première fois de douleurs et de bourdonnements d'oreilles.

La muqueuse nasale fortement hypérémiée est le siège d'une hypersécrétion abondante. L'acuité auditive est simplement affaiblie. Par la méthode de Politzer on insuffle de l'air dans les trompes et le malade le sent passer par l'oreille droite; la trompe gauche est imperméable, les tympans sont normaux.

Quatre jours de traitement guérissent le malade.

Observation IV (personnelle).

Coryza aigu. Obstruction des trompes.

M. P..., boulanger, 24 ans. 8 septembre 1883. Est affligé d'une dartre autour du nez; a souvent des croûtes aux rebords des orifices des narines; ces croûtes n'occupent jamais la cavité du nez; en plus il a fréquemment mal à la gorge et mouche beaucoup.

Depuis deux jours il a un coryza qui fut accompagné dès le début par des sifflements dans les oreilles, des douleurs et de la surdité. L'acuité auditive prise avec la montre est pour l'oreille droite de 0,08 centim. et pour la gauche de 0,10 centim.

L'examen des tympans révèle une excavation très prononcée à la région ombilicale, les manches des marteaux sont inclinés en arrière, l'apophyse externe est saillante ; de cette extrémité à la partie postérieure partent deux plis bien marqués ; la membrane de Schrapnell est bombée en dehors, les triangles lumineux sont déformés.

La rhinite fut guérie par un traitement de quelques jours, mais le malade resta un peu sourd.

Observation V (personnelle)

Amygdalite aiguë. Catarrhe de l'oreille moyenne.

Le 28 octobre 1883 se présenta à la clinique du docteur Baratoux M. C. T..., charpentier, homme robuste, âgé de 35 ans. Cet homme sobre et rangé n'a aucun antécédent diathésique, c'est seulement hier matin, en se levant, qu'il fut pris d'un peu de fièvre, de céphalalgie et de mal de gorge, ce qui ne l'empêcha point de travailler jusqu'à quatre heures, heure à laquelle ces phénomènes prirent une certaine intensité qui le firent cesser.

Il rentre à la maison, se fait transpirer et passe une assez bonne nuit. Les phénomènes fébriles diminuent le jour suivant quoique le mal de gorge persiste avec plus d'insité, car la douleur qui au début lui semblait localisée dans l'arrière-gorge s'étend à la mâchoire et dans les deux oreilles qui lui bourdonnent constamment. La douleur est exaspérée par la déglutition, car la sécrétion salivaire, devenue plus abondante, provoque fréquemment ces mouvements, aussi le malade pour calmer la douleur, dans l'acte de déglutition, comprime-t-il fortement le pavillon de l'oreille avec la paume de la main.

De l'oreille droite la montre est à peine perçue, de l'oreille gauche, il entend à 0,15 centim.

Nous ferons remarquer ici que cette diminution de l'acuité n'a aucun rapport avec le développement exagéré des amygdales, car l'amygdale gauche étant plus développée, c'est de ce côté qu'il perçoit mieux. De cette observation il ressort que souvent dans les cas d'amygdalite aiguë, la surdité n'est pas en rapport avec la grosseur de l'amygdale et tient plus à la propagation de l'inflammation qui peut également s'effectuer chez des individus n'ayant pas les amygdales exagérées.

L'examen direct du pharynx montre que l'amygdale gauche est fortement hypertrophiée, la luette elle-même est œdématiée et dévie à droite; toute la cavité pharyngienne est rouge et boursoufflée ainsi que la muqueuse du nez, cependant à un degré moindre.

Les tympans présentent les signes ordinaires de l'inflammation : couleur grise, injection vasculaire, triangle lumineux moins brillant, etc.

On prescrivit au malade un traitement antiphlogistique et on lui conseilla d'employer les réfrigérants locaux sur le cou. Il ressentit au bout de quelques jours une amélioration notable, la fièvre disparut entièrement, les ganglions sous-maxillaires diminuèrent et il entend aujourd'hui parfaitement bien.

§ 2. — **Influence des maladies générales aiguës sur l'organe de l'ouïe.** — Dans le paragraphe qui précède, nous avons étudié l'influence de l'angine et du coryza simples, sur l'oreille.

Si dans ces cas cet organe peut être altéré, il nous semble naturel, par exemple, que lorsqu'une maladie générale est la cause d'une angine ou d'un coryza aigus, l'oreille sera plus facilement atteinte puisque, à l'inflammation nasale et pharyngienne, vient s'ajouter cette maladie. C'est ainsi que la grippe, la fièvre typhoïde, les fièvres éruptives, le rhumatisme et autres affections présentant des phénomènes du côté de ces cavités produisent fréquemment des altérations de l'audition.

Nous allons donc étudier particulièrement ces diverses affections dans un ordre rationnel en disant quelques mots sur les principales théories pour expliquer la façon dont se produisent les troubles de l'ouïe et en faisant ressortir les symptômes auriculaires plus constants dans ces diverses affections.

A. Grippe. — Cette maladie qui se manifeste par l'inflammation catarrhale des diverses muqueuses explique suffisamment certains phénomènes auriculaires observés pendant son cours. Un des caractères les plus frappants de la grippe est le faible rapport qui existe entre les symptômes parfois très intenses et les lésions locales généralement bénignes. Aussi les lésions auriculaires, dans cette maladie sont-elles presque toujours exemptes de complications. Elle n'est grave que chez les personnes qui ont déjà eu quelques lésions auriculaires.

Observation I.

Otite moyenne suppurée à la suite de la grippe.

Le 16 octobre 1883 se présenta à la clinique du docteur Baratoux, la demoiselle L... P..., âgée de 24 ans, d'un tempérament anémique. Elle nous assura qu'elle n'avait jamais fait de grave maladie ni ressenti un trouble quelconque dans les oreilles.

Elle est accablée depuis hier seulement. Elle éprouve des douleurs dans les membres et a une céphalalgie frontale violente, des vertiges, des bourdonnements et des élancements dans les oreilles qui la tourmentent beaucoup; en plus de ces malaises, elle est très enrhumée, tousse beaucoup et souffre à la gorge; ses conjonctives sont rouges et larmoyantes, elle a une fièvre ardente; elle est grippée.

On lui conseille de rentrer de suite chez elle, de se reposer, de prendre quelques boissons douces et tièdes, et le lendemain matin un éméto-cathartique. Du reste on lui recommande d'appeler immédiatement un médecin qui la soignera chez elle. Quant aux troubles auriculaires nous les attribuâmes à la maladie elle-même ainsi qu'on le remarque souvent au début de cette affection.

Dans les premiers jours de novembre Mlle L... P..., revint à la clinique et nous raconta que sa grippe était guérie le cinq ou sixième jour de sa maladie; elle souffre toujours en avalant et son mal de gorge ne cessa pas, de même que ses douleurs d'oreilles et les bourdonnements. En outre depuis 3 jours elle s'aperçut que ses oreilles coulaient.

Par l'examen de la gorge on voit en effet que cette région et le pharynx sont très rouges et hyperémiés; les amygdales sont un peu plus grosses que normalement et toute la muqueuse pharyngienne est granuleuse, pointillée de taches blanchâtres et recouverte par endroits de mucosités adhérentes. Cette phlogose s'étend aussi à l'arrière-cavité du nez.

Les tympans sont ulcérés et ils présentent une vascularisation tellement exagérée qu'elle leur donne un aspect végétant. On ne voit aucun élément de la caisse; les perforations qui occupent la région inférieure sont seulement reconnues par l'insufflation de l'air dans les trompes, selon la méthode de Valsalva.

L'acuité pour la montre, de l'oreille, droite est aujourd'hui de 0,05 centimètres et de 0,03 pour l'oreille gauche. La perception crânienne est bonne pour la montre et le diapason.

On institue le même jour un traitement indiqué pour les oreilles associé à un traitement reconstituant et tonique. Au bout d'un mois la malade est renvoyée avec une acuité pour l'oreille droite de 0,20 centimètres et pour la gauche de 0,15 centimètres.

Observation II

Grippe chez une personne présentant des végétations polypeuses dans la caisse et le conduit.

M. B..., commis de magasin, 60 ans, se fait soigner à la clinique du docteur Baratoux depuis le 20 octobre 1883 pour des polypes remplissant la caisse tympanique. A la suite d'un traitement galvano-caustique il fut presque débarrassé de ces tumeurs et les symptômes fonctionnels s'améliorèrent beaucoup. Le malade allait assez bien, quand au commencement du mois d'octobre il fut grippé. Cette maladie, dès le début, entraîna des phénomènes auriculaires assez inquiétants : vertiges, douleurs et bourdonnements accompagnés d'une suppuration abondante des caisses, qui dura pendant toute la période de la maladie générale. Depuis huit jours seulement et en même temps que cessait le rhume, ces troubles diminuèrent quoique les végétations polypeuses se fussent régénérées, sans doute, stimulées par la sécrétion abondante de la caisse.

Néanmoins M. B. est très sujet aux rhumes et aux maux de gorge, ce qui fait qu'on lui conseilla d'éviter toute cause de refroidissement s'il ne voulait voir s'éterniser cette affection auriculaire.

B. Fièvre typhoïde. — En suivant rapidement l'évolution de la fièvre typhoïde dans ses manifestations du côté de l'oreille et dans ses diverses périodes, ses formes et ses complications, nous trouverons que cette affection déjà très variée dans les perturbations qu'elle porte dans les autres organes de l'économie, présente du côté de l'oreille cette même variété. Cette richesse dans les troubles auriculaires a jeté, parmi les auteurs, le désaccord sur la lésion du côté de l'oreille qui caractérise spécialement la fièvre typhoïde. Cependant un simple aperçu sur l'évolution, la marche, la forme et les complications de la maladie démontrera qu'il existe un rapport presque constant entre l'affection générale et la lésion du côté de l'ouïe qu'il est important de ne pas confondre.

Ainsi, à l'invasion et à la première période des symptômes dont se plaint le malade, la céphalalgie, le tintement d'oreilles, la surdité, le vertige et les éblouissements sont peut-être ceux qui le tourmentent le plus ; mais ces altérations caractérisent essentiellement un état de congestion du cerveau et du labyrinthe, car ils diminuent ou disparaissent au bout de 7 à 10 jours en même temps que l'appareil fébrile, et lorsque la seconde période apparaît avec l'éruption qui lui est propre. Cependant à cette période qui annonce l'aspect ou la forme de la maladie, se groupent quelques symptômes généraux prédominants qui retentissent du côté de l'oreille d'une manière analogue.

En effet, dans la forme inflammatoire, ataxique et nerveuse, aux soubresauts, convulsions et raideurs, viennent se joindre le tintement d'oreilles, les bourdonnements, l'hyperesthésie de l'ouïe, comme dans la forme adynamique, putride et comateuse, l'hébétude et la surdité seront les troubles les plus manifestes. C'est de là, sans doute que Troeltsch attribue les troubles auditifs dans la dothiénentérie, à l'action pernicieuse du sang typhique, ou comme le veut Lebert, à la dépression du système nerveux.

Mais en dehors de cette action, il peut survenir, à cette même période, des bourdonnements, de la surdité qui ne coïncident nullement avec les troubles cérébraux, et comme l'a démontré Schwartze, ils sont dus au gonflement de la muqueuse du pharynx qui, par extension provoque l'inflammation de l'orifice guttural de la trompe et même de la caisse, ou bien encore à la propagation de la lésion typhique dans les follicules clos de la trompe d'Eustache. Ajoutons que la paralysie du pharynx observée quelquefois, peut être encore invoquée comme cause plus ou moins directe des troubles de l'ouïe dans cette affection si complexe.

D'après cet aperçu, les troubles doivent donc se régler selon le degré de l'intensité de l'inflammation du côté du pharynx, et si dans quelques cas bénins ils passent inaperçus, l'inflammation peut, d'autres fois, s'étendre à la caisse et se maintenir à l'état d'un catarrhe simple, ou produire un catarrhe purulent, surtout lorsque les manifestations pharyngiennes sont intenses et compliquées des membranes de la diphthérie.

Si, à la troisième période, l'affection typhique doit avoir une issue fatale, les symptômes généraux s'aggravent ainsi que les phénomènes du côté de l'oreille, car la surdité, le plus souvent, est très marquée.

Si l'issue doit être favorable, l'on remarque, par contre, que l'ouïe revient, que les bourdonnements et la douleur se calment. Cependant il n'est pas rare de voir apparaître une otorrhée simple ou double, nouvelle preuve que les troubles observés dans cet organe sont bien moins dus à une manifestation nerveuse qu'à des lésions inflammatoires dans les diverses parties de l'oreille, ou plus probablement à la propagation des organes voisins comme nous l'avons démontré plus haut.

Ces écoulements peuvent se tarir pendant la convalescence de la fièvre typhoïde, mais ils peuvent aussi se compliquer d'autres altérations plus profondes du côté de l'oreille, c'est du reste ce qui explique comment Schwartze et Moos ont trouvé dans quelques autopsies l'hyperémie du labyrinthe et son infiltration lymphoïde, et Pappenheim la cholestérine. Ces remarques démontrent clairement que ces désordres peuvent s'étendre jusqu'aux méninges et provoquer une fin fatale par méningite, ou dans d'autres cas produire, chez l'enfant par exemple, à cause de la susceptibilité de l'oreille interne, une surdité absolue et comme on l'a déjà observé, être une cause de surdi-mutité.

Mais ces terminaisons ne présentent pas toujours ce degré fâcheux et le plus souvent le seul stigmate laissé par la fièvre typhoïde et une suppuration de la caisse, compliquée d'une surdité plus ou moins prononcée. Quelquefois aussi, mais rarement, l'écoulement vient du conduit auditif externe, ainsi que l'a cité Hoffmann dans un cas de parotidite suppurée et dont le pus s'était frayé un passage dans la jonction de la portion cartilagineuse avec la portion osseuse du conduit auditif, simulant ainsi une otorrhée.

En résumé, à l'invasion et à la première période de la fièvre typhoïde, les bourdonnements d'oreilles et la dysécie sont la règle, mais ils dépendent plus de la congestion cérébrale que d'une lésion auriculaire. Pendant les deuxième et troisième septenaires, ces mêmes phénomènes sont très fréquents, mais leur origine doit être renversée, c'est-à-dire que la surdité et les bourdonnements sont la conséquence d'un trouble de l'oreille, dépendant de l'intensité de l'angine.

A une époque plus éloignée ce fait est exceptionnel, mais il n'est pas rare de trouver une otorrhée persistante ou même spontanée dont les troubles du début auraient échappé. C'est ce qui est constaté chez les personnes atteintes de troubles auriculaires, quelquefois très longtemps après la maladie qui a engendré cette affection.

Quant aux symptômes subjectifs ils sont toujours les mêmes : douleurs, surdité, bourdonnements et otorrhée successifs. Reste à connaître leur fréquence et l'époque de leur apparition. C'est ce que va nous apprendre la statistique d'un maître éminent, l'immortel Louis, dont nous connaissons la rigoureuse méthode analytique. Il a observé que :

1° *Chez les sujets morts d'affection typhoïde,* 11 eurent des bourdonnements, 20 des altérations de l'audition et 2 des douleurs d'oreilles. Les bourdonnements apparurent à des époques variables cependant plus rapprochées du début que du terme fatal. La surdité se produisit au milieu ou dans les derniers jours de l'affection en faisant toujours du progrès ; elle fut si considérable chez trois sujets qu'il fut presque impossible de s'en faire entendre. Les douleurs vinrent au milieu de la maladie.

2° *Chez des sujets atteints d'affection typhoïde grave et qui guérirent,* 19 eurent des bourdonnements, 33 l'ouïe plus ou moins dure, 7 des douleurs d'oreilles et 4 des écoulements d'oreilles.

Les bourdonnements débutèrent avec les premiers accidents, trois fois sans dureté de l'ouïe. La surdité se manifesta au début de l'affection chez deux malades, chez les autres à la seconde ou troisième période ; chez les uns la surdité fut passagère, et chez les autres persistante jusqu'à la fin de la maladie en augmentant progressivement à une époque variable pour ensuite diminuer de la même manière. Chez certains malades il y eut des alternatives d'augmentation et de diminution, sans qu'il fût possible de s'en rendre compte par des variations correspondantes dans les symptômes cérébraux et dans l'état de la circulation.

Des 7 malades qui eurent des douleurs d'oreilles, 3 éprouvèrent une inflammation manifeste du conduit auditif externe. Chez tous les sujets le début fut tardif, les douleurs ordinairement passagères et de peu de durée ; dans un cas, cette souffrance se prolongea deux semaines.

La suppuration ne se produisit pas avant le vingt-deuxième jour de la maladie, à compter du commencement et dans deux cas où la marche de l'affection fut très chronique, elle ne parut que les trentième et quarantième jours.

Rilliet, dans sa thèse (1840), nous donne encore la statistique suivante des troubles observés du côté de l'ouïe chez 60 enfants atteints de fièvre typhoïde :

7 bourdonnements, 4 au début, 2 au quatrième jour, 1 au sixième.

7 surdités, du sixième au vingt-sixième jour.

7 otorrhées, du dix-neuvième au trente-et-unième jour ; deux fois elles furent bilatérales, les autres unilatérales.

Enfin, les lésions objectives, généralement observées pendant le cours de la fièvre typhoïde, sont celles d'un catarrhe tubo-tympanique, et rarement l'oreille interne est primitivement atteinte..

A une époque éloignée de la fièvre typhoïde, nous avons presque toujours observé une otite moyenne suppurée avec perforation ou destruction plus ou moins complète de la membrane ; c'est ce que démontrent les observations suivantes.

Observation I (personnelle)

Polypes de la caisse. Otorrhée. Suite de la fièvre typhoïde.

17 septembre 1883. — M. H... B..., âgé de 35 ans, fut atteint de la fièvre typhoïde à l'âge de 8 ans; à la suite de cette maladie ses deux oreilles coulèrent. Depuis cette époque il eut plusieurs bronchites, cependant les phénomènes du côté de l'oreille suivirent une marche relativement bénigne, lorsqu'il fut atteint il y a 2 ou 3 ans d'une surdité progressive et de bourdonnements continuels ressemblant au souffle du vent dans les arbres. Quelquefois quand les oreilles ne coulent pas le malade éprouve des douleurs violentes et même des vertiges.

Aujourd'hui le malade se plaint d'un bruit continuel dans les oreilles. L'acuité auditive prise avec la montre est de 0,10 centimètres pour l'oreille droite et de 0,05 pour la gauche. La perception crânienne est mauvaise des deux côtés.

Chez cet homme, les organes sont très sensibles, car une injection dans l'oreille droite amena un vertige très pénible, ce qui nous fit prendre les précautions nécessaires pour débarrasser l'oreille gauche, de la sécrétion épaisse et adhérente qui l'encombrait également.

L'examen objectif nous indiqua le destruction absolue des tympans, la muqueuse de la caisse est d'un rouge vif; elle est granuleuse, inégale et formée par une série d'excroissances arrondies de différentes grosseurs qui font saillie du côté du conduit.

Le malade suivit un traitement mixte consistant tantôt en des instillations et cautérisations dans le but de détruire ces végétations et tantôt en leur ablation au moyen du galvanocautère, ce qui, au bout d'un mois, amena un résultat assez satisfaisant au point de vue des phénomènes douloureux. On continue à le soigner par l'insufflation de poudre borique. Le malade se trouve très bien.

Observation II (personnelle).

Perforations des tympans, otorrhée, suite de fièvre typhoïde.

Clinique du Dr Baratoux, 10 mai 1882. — Mlle B. A..., d'une

assez bonne constitution et bien réglée n'eut d'autre maladie qu'une fièvre typhoïde à l'âge de 14 ans. Pendant sa convalescence elle perdit tous ses cheveux et eut une éruption de furoncles; en même temps se produisit l'écoulement abondant des deux oreilles occasionnant des douleurs et des démangeaisons au conduit. Ces démangeaisons reviennent de temps à autre.

Avant l'année dernière elle ne remarqua aucune surdité, depuis cette époque seulement son acuité auditive diminua progressivement.

Pendant les menstrues l'écoulement est plus abondant. L'acuité du côté droit est de 0,05 centimètres et celle du côté gauche de 0,10 centimètres, prise avec la montre. La perception crânienne est excellente avec la montre et le diapason.

L'exploration objective nous montra, au tympan gauche, une très petite perforation occupant la partie inférieure près du cercle tympanal; le surplus de la membrane était rose, injecté et non transparent.

L'air envoyé par le procédé de Politzer provoque une vive douleur et si l'on fait pencher la tête de la malade, le liquide contenu dans le canal tubo-tympanique s'écoule dans la gorge, de cette manière la douleur se calme au bout de quelques instants.

La perforation du tympan droit, plus prononcée que celle de l'autre, occupe toute la région inférieure; le complément de la membrane a le même aspect que le côté gauche.

Un traitement consistant en insufflations de poudre borique et en projections d'air par la méthode de Politzer fit constater au bout d'un mois, une amélioration considérable. Aujourd'hui la malade entend la montre des deux oreilles à une distance de 50 centimètres.

Observation III (personnelle).

Catarrhe chronique de l'oreille moyenne, suite de la fièvre typhoïde.

M. B..., 36 ans, vient à la clinique du Dr Baratoux, le 29 août 1883. Il fut atteint de fièvre typhoïde à l'âge de 28 ans. Depuis cette époque son ouïe diminua sensiblement et les bourdonnements furent continuels; il n'a jamais eu de douleurs d'oreilles, mais il a fréquemment des vertiges, principalement lorsqu'il se baisse ou lorsque sa tête fait de brusques mouvements ; à la moindre émotion, les bourdonnements redoublent d'intensité.

A gauche, la montre est entendue à 0,03 cent., et à droite, à 0,02. La transmission osseuse de la montre est complétement disparue de chaque côté ; mais elle est conservée pour le diapason.

Il éprouve constamment une sensation de râclement au fond de la gorge, en effet, la paroi postérieure du pharynx est très hyperémiė.

La cathétérisme de la trompe produit de chaque côté un bruit ressemblant au claquement et ne donne aucun résultat d'amélioration pour les troubles de l'oreille.

A l'oreille droite on remarque la membrane hyperémiée, en arrière et en bas une zône rouge correspondant à l'anneau tympanal, une grosse arborisation le long du manche et l'apophyse fait saillie.

L'oreille gauche est moins hyperémiée, la membrane est plus rétractée, le manche du marteau est presque horizontal et le triangle lumineux est représenté par une ligne brisée.

Observation IV.

Symptômes auriculaires dans les derniers jours. Catarrhe muco-purulent avec obstruction de la trompe (Autopsie).

(Résumé de l'obs. de Schwartze, 30 août 1860).

D..., homme, 22 ans. Présente au début les symptômes d'une bronchite diffuse, etc. Plus tard, délire nocturne, un peu de diarrhée et des sueurs abondantes. Il meurt le 22 septembre après une courte rémission de la fièvre. Dans les derniers jours, il entendit dur sans qu'il y eut somnolence complète et il fut en même temps tourmenté par des bourdonnements continus. Malheureusement un examen exact de l'organe ne put être fait pendant la vie.

L'autopsie pratiquée le 24 septembre nous donne :

Tuméfaction considérable de la rate, ulcérations typhiques de l'intestin grêle, extravasat sanguin dans le colon, néphrite parenchymateuse, bronchite diffuse, pneumonie hypostatique, œdème pulmonaire, substance cérébrale et méninges non hyperémiés, cerveau de consistance normale.

La muqueuse du sinus sphénoïdal est couverte d'un pus crêmeux et se laisse facilement arracher de l'os; la muqueuse de la paroi postérieure du pharynx est d'un rouge bleu sombre, plissée de haut en bas et couverte dans sa moitié supérieure d'un exsudat épais, mucopurulent (épithélium et pus). Les orifices pharyngiens des deux trompes sont remplis et oblitérés par le même exsudat.

Le bourrelet des trompes n'est pas bien apparent à cause du ramollissement de toute la muqueuse qui, à la coupe, est partout très congestionnée.

A droite, conduit auditif externe normal, ses parois sont recouvertes d'un cerumen jaune clair; tympan mince, coloration et concavités normales. Le manche paraît à travers.

La trompe est remplie, jusqu'à la caisse, d'un exsudat muco-purulent épais qui a été vraisemblablement projeté de l'orifice pharyngien par l'insufflation préalable d'air, car la muqueuse de la trompe est pâle et sans aucune trace d'inflammation catarrhale. Dans la caisse, présence d'un mucus épais et filant qui provient des insufflations forcées et répétées par le cathéter comme le prouve la pâleur de la muqueuse de la caisse et la disposition particulière des filaments muqueux qui la traversent dans toutes les directions. L'examen microscopique montre les mêmes éléments que ceux de l'exsudat pharyngien.

A gauche conduit normal, tympan très mince et transparent. La trompe renferme un peu de mucus épais; sa muqueuse est très pâle. Caisse semblable à celle de gauche, mais contenant moins d'exsudat. Du reste les deux caisses sont complètement perméables aux douches d'air après avoir enlevé le mucus épais qui était à l'orifice pharyngien, au moyen de pinces et par insufflations prolongées. L'oreille interne est indemne de part et d'autre, de même qu'on ne trouve aucune altération apparente du nerf acoustique dans son trajet du conduit auditif externe, pas plus qu'à son entrée.

Observation V

Symptômes auriculaires du début. Catarrhe de la trompe
Autopsie (Schwartze)

Sebr, homme, 22 ans. Malade depuis le 13 octobre, ressent à partir du 15 du même mois des bourdonnements d'oreilles forts et continus et éprouve une diminution considérable de l'acuité auditive.

Examen au dixième jour de la maladie :

Les deux oreilles sont normales, le cathétérisme de la trompe est impossible à cause d'un violent catarrhe pharyngien. La muqueuse de la paroi postérieure du pharynx est rouge, tuméfiée et couverte d'un mucus résistant. La luette est aussi très hyperémiée. L'expérience de Valsalva ne laisse pas manifestement pénétrer d'air. Depuis sept jours, les bourdonnements sont très forts et presque continuels. L'acuité auditive pour la montre est tombée à droite à trois pouces et à gauche à quatre pouces et demi.

De chaque côté disparition de la transmission osseuse de la montre et diminution de l'intensité de la perception des vibrations du diapason.

La marche consécutive ne laisse aucun doute sur la nature du processus typhique. Déjà le 22 octobre, le malade était somnolent et ne possédait sa lucidité d'esprit que par instants, de sorte qu'il fallut renoncer à un examen exact de la fonction.

Les manifestations inflammatoires de la muqueuse pharyngienne diminuèrent visiblement les jours suivants.

Mort le 28 octobre. — L'autopsie faite vingt-quatre heures après le décès, montra une tuméfaction considérable de la rate, la tuméfaction et l'ulcération des plaques de Peyer ; ulcérations en nombre dans le cæcum, bronchite, œdème et hyperostose à la partie inférieure des lobes. La dure-mère est congestionnée, la substance cérébrale très ferme sans hyperémie appréciable ; les sinus de la dure-mère gorgés d'un sang épais.

Pie-mère et plexus choroïdes congestionnés. Rien de particulier au voisinage du nerf acoustique et de la base du crâne.

La muqueuse pharyngienne n'est pas hyperémiée et est recouverte d'un léger exsudat muqueux. Le renflement de la muqueuse est très prononcé entre l'orifice pharyngien de la trompe et la fossette de Rosenmüller. L'orifice pharyngien gauche est libre. Après avoir arraché la dure-mère on remarque sur la partie antérieure du rocher des plaques rouges ou rouge bleuâtre plus ou moins larges, qui s'étendent de la portion écailleuse à l'éminence arquée. On voit à la partie antérieure du rocher droit des lésions semblables.

L'os, aux points correspondants, est aminci comme une feuille de papier et l'on aperçoit, par transparence, la muqueuse hyperémiée et épaissie de la caisse. Où l'os est le plus aminci la coloration est plus intense. Les parties osseuses voisines ont partout la coloration blanche normale.

L'examen du surplus de l'organe eut lieu un peu plus tard et après un séjour dans l'alcool étendu. Il nous fournit :

A gauche, conduit auditif externe, très peu de cérumen, tympan macéré, à chorion épaissi, hyperémié le long du manche et à la périphérie.

La muqueuse de la trompe est pâle et recouverte d'un mucus résistant. La caisse et les cellules de l'apophyse mastoïde sont remplies d'un liquide jaune brunâtre qui, à l'examen microscopique, ne montre que des globules purulents.

La muqueuse de la caisse et des cellules mastoïdiennes est très hyperémiée, dilacérée et épaisse d'une demi ligne. Les osselets ont leur mobilité normale. L'ouverture de la caisse est oblitérée par le gonflement de la muqueuse.

A droite, conduit auditif externe sans altération. Tympan comme à gauche. La muqueuse de la trompe est rouge et recouverte du même exsudat jaune brun se trouvant dans la caisse et les cellules mastoïdiennes, et qui au microscope présente uniquement les réactions du pus. Orifice pharyngien de la trompe fermé par un bouchon de mucus épais. Orifice tympanique ouvert. La muqueuse de la caisse est rouge sombre et très dilacérée. Dans l'oreille interne aucune altération appréciable.

Observation VI

Otite moyenne suppurée à gauche. — Otite moyenne à droite au début. — Autopsie (Hoffman).

Barnabé Hohler, journalier d'Argovie, 33 ans, mourut d'une fièvre typhoïde très intense qui lui dura 48 jours, pendant lesquels des douleurs se déclarèrent à l'oreille gauche.

Peu de jours avant sa mort un écoulement de liquide putride se produisit par le conduit auditif externe gauche. Cet écoulement amena une diminution de douleur.

A l'autopsie on trouva :

Gangrène pulmonaire, rate hypertrophiée, ulcérations étendues de l'iléum, du cœcum et du colon.

Cavité crânienne : paroi mince, sinus veineux gorgés de sang ; les vaisseaux de la dure-mère très injectés, les veines superficielles du cerveau très remplies, les méninges très humides, les ventricules latéraux dilatés et remplis d'une quantité considérable de liquide.

A la surface des deux os temporaux et principalement à gauche entre l'éminence arquée et la portion écailleuse, c'est-à-dire sur la paroi supérieure de la caisse, l'os est rouge et transparent.

La caisse du tympan est remplie d'un liquide purulent rouge bleuâtre. Les osselets après le lavage sont encore dans leur position normale. Le tympan n'a plus la même résistance et il est couvert, en dedans, d'une masse bleuâtre ; à sa partie inférieure on trouve une perforation de la grosseur d'une tête d'épingle. Les cellules de l'apophyse mastoïde sont remplies d'un exsudat purulent.

On remarque, à droite, dans la caisse un exsudat semblable mais moins avancé dans les cellules mastoïdiennes. Le tympan est entier, mais ramolli à la face interne.

Observation VII

Otite au début. Catarrhe tubo-tympanique. Myringite droite.

(Extrait de la thèse de Hassler, hôpital Necker. M. Ollivier, 1880).

C. H... 45 ans, entre à l'hopital le 21 février pour une fièvre typhoïde qui débuta par des frissons, de la céphalalgie, des bourdonnements d'oreilles violents et continus, des vertiges et des éblouissements. Sifflement dans les oreilles qui s'arrêtent à certains moments pour reprendre ensuite avec plus de force. Acuité auditive très diminuée. Perception crânienne conservée. Le procédé de Valsalva indique l'obstruction de la trompe.

Angine pharyngienne très marquée au début. La membrane tympanique est congestionnée plus à droite où elle paraît dépolie par le triangle lumineux. Les tympans sont enfoncés, l'apophyse externe est très saillante et l'on voit distinctement le pli postérieur.

Cet état dura pendant tout le cours de la maladie avec des intermittences d'amélioration et des poussées nouvelles inflammatoires.

On parvint cependant à rétablir la liberté des trompes par le procédé de Politzer, et le 27 mars le malade put sortir avec une santé très améliorée, il ne se plaignait que de quelques bourdonnements. A cette époque l'acuité auditive était pour l'oreille droite de 0, 12 centim. et pour la gauche de 0,40.

Affections auriculaires compliquant les fièvres éruptives. — Les fièvres éruptives se compliquent fréquemment de troubles auriculaires ; en effet Burckhardt-Merian a traité dans l'espace de 3 ans 1193 otites, sur ce nombre la plupart ont été reconnues comme ayant pour cause une fièvre éruptive.

Dans ces affections les lésions de l'oreille que l'on constate à l'autopsie, quoique très nombreuses, il est reconnu qu'elles découlent toutes d'une source commune, l'inflammation de la muqueuse tubo-tympanique. Cette inflammation est incontestablement produite par une propagation de même nature qui atteint le pharynx, car la cavité pharyngienne, dans les exanthèmes fébriles est souvent, dès le début, hyperémiée, boursoufflée et le siège de sécrétions abondantes, quelquefois même de l'éruption caractéristique de la maladie ; c'est ainsi que cet état pathologique explique les troubles de l'oreille observés dans la rougeole, la variole et la scarlatine.

Dans l'une et l'autre pyrexie l'inflammation se porte sur la muqueuse qui tapisse l'oreille moyenne et dans ces trois cas il y a oblitération du canal d'Eustache et du conduit petro-mastoïdien et par suite compression des éléments de la caisse, corde du tympan, osselets de l'ouïe.

En somme, dans ces affections il y a un travail pathologique semblable qui conduit à un même état, néanmoins il existe quelques caractères différentiels dans leur fréquence, leurs symptômes et leurs complications.

Nous allons examiner sommairement ces différentes affections.

C. Rougeole. — Presque toujours dans le cours de la rougeole il existe un catarrhe de la trompe et de l'oreille moyenne. Ce fait n'a rien d'extraordinaire dans une maladie qui provoque une hyperémie avec hypersécrétion des diverses muqueuses. Ainsi dans la période d'invasion de la rougeole, les conjonctives sont injectées, il y a larmoiement, les fosses nasales laissent sécréter un fluide séreux et quelques malades se plaignent de mal de gorge et d'une surdité plus ou moins prononcée. Si ces derniers symptômes passent quelquefois inaperçus c'est qu'ils ne sont pas généralement recherchés, et M. Cordier dans sa thèse inaugurale où il a étudié d'une manière complète l'angine rubéolique et les complications du côté de l'oreille qu'elle entraîne, conclut que le catarrhe tubo-tympanique est une manifestation constante.

A l'appui de cette affirmation cet auteur décrit plusieurs autopsies d'enfants morts à la suite des complications de la rougeole, et il a toujours constaté ces troubles auditifs dont nous résumerons 23 cas qui se partagent ainsi qu'il suit :

Otite moyenne double à la 1re ou 2me période	13
Otite moyenne double très-aiguë avec ou sans perforation .	2
Otite moyenne double en voie de guérison	8

A l'époque où nous suivions nous-même la clinique de notre regretté maître, M. le docteur Parrot (1882) nous avons eu l'occasion d'observer un assez grand nombre d'enfants atteints de rougeole et nous avons été à même de constater que fréquemment, pour ne pas dire toujours, les enfants présentaient des troubles auditifs.

Ces troubles sont généralement simples, ils apparaissent de bonne heure accompagnés des symptômes habituels des catarrhes de la caisse du tympan, quoique dans la plupart des cas le pronostic soit géneralement bénin. Dans d'autres cas la persistance d'une otorrhée muqueuse ou purulente entraîne des désordres très marqués dans l'appareil de l'ouïe qui méritent de fixer particulièrement notre attention.

En effet c'est à ce moment qu'il nous est permis d'examiner les désordres de l'oreille dans la rougeole, comme du reste, dans les autres fièvres éruptives telles que la variole et la scarlatine, car ce que nous avons dit de la rougeole s'applique aussi bien aux autres exanthèmes et en général à toutes les maladies infectieuses aiguës.

Nous entrerons donc dans l'explication des phénomènes et nous citerons principalement des faits.

Dans la rougeole les complications s'observent surtout chez les enfants affaiblis ou présentant quelques altérations pulmonaires ; c'est du reste pour cela que Niemeyer attribue les otites consécutives de la rougeole aux manifestations strumeuses qui se déclarent après elle, ou encore, ainsi que l'a signalé Weber, à la phthisie. Cependant quelquefois l'état cachectique des enfants doit être plus simplement attribué à une suppuration prolongée de l'oreille.

Les symptômes subjectifs accusés par les malades ne présentent dans la plupart des cas, qu'une médiocre intensité, la surdité arrive rarement à la cophose et la transmission des vibrations sonores par les os du crâne est généralement conservée.

Par l'exploration objective les signes sont plus variables, néanmoins on constate souvent la destruction de la membrane tympanique avec sécrétion séreuse ou purulente. Gottstein de Breslau (Ann. des mal. d'oreille et du larynx, mai 1881) a trouvé une fois les conduits remplis d'une masse blanche grisâtre, très adhérente ; dans ce cas l'auteur conseille d'assurer le diagnostic par l'observation microscopique, principalement lorsque l'otorrhée s'est développée au milieu d'un exanthème, car il serait impossible de dire autrement s'il s'agit d'une inflammation croupale ou d'une desquamation de nature épithéliale.

A une époque plus reculée et chez les enfants plus âgés ou chez les adultes on observe alors sur le tympan des cicatrices, des productions polypeuses et même la sclérose de la membrane qui indiquent l'ancienneté de la maladie.

Du reste nous allons résumer dans le tableau suivant diverses observations sur ces lésions.

Tableau résumant les lésions auriculaires par suite de la rougeole.

OBS. I. — M. L..., 22 ans, bijoutier, constitution affaiblie, rougeole à l'âge de 17 ans, otorrhée consécutive.	Depuis cette époque, écoulement à droite. Bruits très faibles. Acuité de la montre O. d. 07 centim. O. g. normale. Bonne perc. crân. Trompes libres.	Tympan gauche normal. Tympan droit large perforation avec destruction du marteau, reste l'apophyse externe et la membrane de Schrapnell.
OBS. II. — M. H..., 21 ans, commis de magasin, aujourd'hui angine aiguë, amygdales volumineuses. Santé générale assez bonne. Rougeole à 8 ans, troubles auriculaires consécutifs.	Douleurs dans les oreilles, otorrhée à droite. Bruits intermittents de vent dans les arbres. Acuité à la montre de l'or. d. 0.05, de l'or. g. 0.02. Percep. crân. faible des deux côtés. Trompes obstruées.	Tympan droit détruit, osselets disparus, muqueuse de la caisse blanchâtre, comme macérée. Tympan gauche refoulé dans le conduit par le liquide contenu dans la caisse.
OBS. III. — M. K. P..., 33 ans, cordonnier. Rougeole dans l'enfance. Eut des coliques néphrétiques il y a 2 ans. Mal de gorge fréquent.	Pas d'otorrhée. Douleurs et bruits à la suite de la rougeole qui cessèrent à 18 ans pour reparaître il y a 8 mois avec des maux de tête. Cophose, mauvaise percep. crân.	Sclérose des tympans. Le droit présente en plus une cicatrice centrale. Il est rétracté et immobile. Le gauche est rétracté mais mobile en partie.
OBS. IV. — Enfant E. T...., 9 ans. Athrepsie, coqueluche à l'âge de 3 ans, rougeole à 4 et consécutivement conjonctivite et otorrhée.	Otorrhée double, douleurs d'oreilles qui cessèrent après quelque temps. Seul l'écoulement continua. Acuité diminuée des 2 côtés. Bonne percep. crân.	Perforation des deux tympans, ils sont rouges, injectés, on ne voit pas les éléments de la caisse. Sécrétion abondante. Par l'auscultation, gros râles.
OBS. V. — Enfant L.. 3 ans, scrofuleux. Rougeole il y a 18 mois, puis bronchite.	Otorrhée double à la suite de la rougeole, otite externe à droite, conduit très rétréci.	Perforation des deux tympans avec destruction des manches du marteau.

OBS. VI. — Enfant C.. 13 ans, scrofuleux, maux de dents habituels, engorgement des ganglions cervicaux. Coqueluche à 4 ou 5 ans. Rougeole à 11.	Écoulement de l'oreille gauche après la rougeole et douleurs plus tard. Acuité à la montre de l'oreille droite de 0,05, de l'oreille gauche de 0,03. Percep. crân. mauvaise.	Perforation double avec production polypeuse de la caisse. La destruction des polypes avec le galvano-cautère amena une amélioration. L'acuité pour les deux côtés est de 0,15 c.
OBS. VII. — Mlle J. M... Anémique, 15 ans, actuellement catarrhe naso-pharyngien. Rhumes fréquents. Rougeole à 10 ans, et consécutivement otorrhée double pendant 3 à 4 ans.	L'otorrhée cessa. Bruits de coquillage continuels. Vertiges de temps en temps. Acuité à la montre de l'oreille droite à 0,05 cent., de l'oreille gauche de 0,08. Bonne percep. crân. Auscultation des trompes. Gargouillement.	Tympans rétractés. Apophyse raccourcie. Vascularisation des tympans exagérée. Liquide dans le canal tubo-tympanique. Tympan gauche large cicatrice.
OBS. VIII. — Enfant L. N... 2 ans. Rougeole il y a 2 mois. Granulations palpébrales. Nephélium.	Otorrhée double consécutivement à la rougeole. Otite externe droite avec rétrécissement des parois.	Petite perforation du tympan gauche près l'ombilic. (Pas d'examen à droite par suite de l'état du conduit).
OBS. IX. — M. M. J... 25 ans, maçon. Constitution faible. Rougeole à l'âge de 18 ans. Otorrhée consécutive.	Depuis cette époque écoulement double, bruit de coquillage. Acuité à la montre de l'oreille droite de 0,08 cent., de l'oreille gauche de 0,05. Bonne percep. crân. Trompes obstruées.	Tympan droit perforé. Tympan gauche, perforation avec destruction du marteau. Ne reste du tympan que la membrane de Schrapnell.
OBS. X. — Enfant P... 2 ans, athrepsique. Rougeole il y a 8 mois, puis gangrène de la vulve.	Otorrhée double à la suite de la rougeole. Sécrétion abondante et fétide.	Destruction complète des deux tympans. Manches des marteaux détruits en partie.

OBS. XI. — M. H... 14 ans, employé. Maux de gorge fréquents, amygdales volumineuses, surtout la droite. Santé générale faible. Rougeole à 8 ans. Troubles auriculaires consécutifs.	Douleurs d'oreille, otorrhée double, bruits intermittents de chemin de fer. Acuité à la montre de l'o. d. de 0,10 cent., de la gauche de 0,02. Percep. crân. faible. Trompes obstruées	Tympan droit détruit, osselets disparus, muqueuse de la caisse macérée. Tympan gauche perforé dans le segment antéro-supérieur.
OBS. XII. — L. B... 11 ans. Rougeole à 17 mois. Coqueluche à 2 ans. Amygdale gauche hypertrophiée. Actuellement bonne santé générale.	Ecoulement depuis la rougeole, quelques bruits de coquillage. Acuité à la montre, de l'o. d. de 0,07 cent., de l'or. g. de 0,05. Bonne percep. crân.	Perforation centrale du tympan droit. Le tympan gauche est perforé en haut et laisse à nu le manche du marteau qui est en partie détruit.
OBS. XIII. — R... 17 ans, scrofuleux. Rougeole dans l'enfance, otorrhée consécutive. Souvent angines et coryza.	Otorrhée, pas de douleurs ni bruits. Acuité à la montre de 0,10 cent. des deux côtés. Bonne percep. crân.	Des polypes remplissent la caisse des deux côtés. Sécrétion fétide et abondante à mouiller plusieurs cotons.

D. Variole. — La variole ainsi que la rougeole détermine quelquefois des altérations de l'ouïe et l'inflammation de la caisse dans cette maladie est produite par un mécanisme semblable. En effet dans la variole il y a hyperémie primitive de la muqueuse du pharynx, puis apparition de l'éruption pustuleuse caractéristique. Ainsi M. Fontan (Thèse, Montpellier 1878) a constaté dans plusieurs autopsies qu'il y avait ulcération de la muqueuse tubaire consécutive, d'où compression des organes contenus dans l'oreille moyenne et produisant des lésions diverses et des déplacements nombreux par la production du pus et par l'hypertrophie de la muqueuse.

Cependant les complications de l'oreille sont ici moins fréquentes que dans la rougeole, et les symptômes subjectifs qui annoncent une lésion de l'ouïe pendant le cours de la variole paraissent très obscurs. Ce n'est que pendant la convalescence ou à une époque plus éloignée que les altérations auriculaires sont constatées, elles présentent d'ailleurs une grande analogie avec celles observées consécutivement à la rougeole.

Tableau résumant les lésions auriculaires par suite de la variole.

OBS. I. — M. R. D..., 21 ans, commis, constitution faible; eut plusieurs affections thoraciques. Père mort poitrinaire; mère bien portante. Rougeole et coqueluche dans l'enfance. Variole à l'âge de 15 ans.	Surdité à la suite de la variole, faibles bourdonnements, jamais de douleurs. L'acuité prise avec la montre est de 0,03 pour l'o. d. et de 0,10 pour l'o. g. Bonne percep. crân. Par l'auscultation des trompes, râles muqueux.	Tympan droit gris terne; manche du marteau dirigé en arrière et en dedans; triangle lumineux déformé, petit carré lumineux en bas et en avant du manche. Tympan gauche brisé, manche du marteau saillant. Le triangle lumineux n'est vu qu'à sa base.
OBS. II. — B. L.., 15 ans, cachectique. Eut la variole à l'âge de 10 ans; pas d'autre maladie. Pendant la convalescence de la variole, douleurs d'oreilles bruits et otorrhée.	Les douleurs et les bruits cessèrent, mais l'otorrhée continua. Acuité à la montre p. l'or. d. de 0,02 cent. de l'or. g. de 0,09 cent. Bonne percep. crân. Auscultation des trompes, gargouillement.	Les deux tympans sont détruits. Des osselets de l'oreille droite on ne voit qu'une petite portion du marteau. Sécrétion abondante et fétide des deux oreilles.

OBS. III. — H. M..., 10 ans. Constitution générale mauvaise. Varioloïde à l'âge de 3 ans, faibles marques sur la figure de cet exanthème. Néphélion de la cornée gauche, blépharite ciliaire double.	Otorrhée alternative des oreilles. Pas de bourdonnements. La voix est mieux entendue lorsque les oreilles coulent. En ce moment, otorrhée de l'O. g. Acuité à la montre de l'o. d. 0,03 cent., de l'O. g. 0,08. Perception crân. bonne. Trompes libres.	Tympan droit, large perforation de toute la partie inférieure, osselets à découvert. Tympan gauche très injecté présente une perforation à la partie antéro-inférieure. On n'aperçoit pas les osselets.
OBS. IV. — M. M. X.... 49 ans. Un peu sourd depuis l'enfance. Variole à l'âge de 28 ans, consécutivement les deux oreilles coulèrent sans douleur.	Depuis quinze jours sifflements dans les oreilles avec douleurs. Cessation de l'otorrhée. Plusieurs fois vertiges très pénibles. Acuité nulle. Percep. crân. mauv. des deux côtés.	Polypes remplissant les caisses, extirpation. Depuis l'extirpation le malade entend assez pour suivre une conversation à voix basse.

E. Scarlatine. Diphthérie. — Les complications auriculaires dans la scarlatine présentent un plus haut degré de gravité et sont plus fréquentes lorsque l'angine scarlatineuse se complique des pseudo-membranes de la diphtérie. C'est pour cette raison que nous avons réuni sous un même titre la scarlatine et la diphthérie; — ajoutons cependant que la paralysie des muscles du pharynx et de la trompe, observée souvent à la suite de ces affections sera traitée dans un chapitre spécial.

Suivant le Dr Blake, de Boston, dans cette affection les complications auriculaires peuvent survenir à toutes les périodes de la pyrexie et aboutissent promptement à la purulence, mais l'otite ne présente pas toujours les mêmes caractères. Il considère deux types.

Tantôt l'otite est simple, alors elle apparaît de bonne heure s'accompagnant des symptômes habituels des catarrhes de la caisse du tympan. Tantôt elle revêt un caractère particulier. Dans ce cas son début coïncide avec l'apparition de l'exanthème et se traduit cliniquement par une grande élévation de température, une fièvre rémittente d'abord, puis continue souvent; chez les enfants, il se produit des convulsions. La mauvaise humeur et l'insomnie sont de règle et un signe important se trouve dans l'attitude que prennent les petits malades. Couchés du côté atteint, ils pressent leur tête contre l'oreiller pour calmer la douleur qu'ils ressentent; celle-ci est probablement due à la distension excessive de la caisse du tympan par un exsudat séreux. Aussi la douche de Politzer, en désobstruant la trompe d'Eustache, permet-elle une évacuation du liquide exsudé et amène-t-elle un soulagement marqué.

Souvent, cependant, la douche est impuissante à calmer la douleur; c'est que l'obstruction est complète ou que l'inflammation s'est propagée à la membrane du tympan. Alors c'est en vain qu'on aura recours aux applications émollientes, aux injections opiacées ou aux gargarismes calmants. Le soulagement n'a lieu que lorsque la membrane du tympan cède spontanément sous la pression intérieure du liquide qui s'échappe par la solution de continuité; malheureusement les désordres anatomiques sont irréparables.

En effet, un des caractères les plus constants dans la scarlatine sont les perforations multiples du tympan, comme s'il s'agissait d'un processus gangréneux.

Nous voyons donc par ce simple exposé la gravité de la maladie, surtout lorsque l'inflammation diphthéritique occupe le voile du palais, le pharynx, les fosses nasales et l'oreille moyenne.

Effectivement la gravité de l'otite, dans la scarlatine, résulte de la présence des fausses membranes ayant une tendance à s'étendre au loin et amenant la destruction des tissus, car d'après Burckhardt-Mérian, sur 157 oreilles affectées 54 ont présenté la destruction complète de la membrane tympanique. Dans la plupart des cas, la maladie a succédé à la propagation de la diphthérie de la gorge ; dans deux cas seulement il a constaté la diphthérie primitive de l'oreille. Voici du reste la statistique de cet auteur sur la fréquence et la gravité de l'otite scarlatineuse.

Sur 85 otites, 72 atteignent les deux oreilles, 13 une seule. Dans ce nombre elles présentaient tantôt la forme aiguë, tantôt la forme chronique. Dans la forme aiguë il y eut 12 fois perforation de la membrane, 7 fois destruction complète, 11 fois le tympan fut intact. Dans la forme chronique, il y eut 37 fois perforation, 47 fois destruction de la membrane, 7 fois elle fut intacte.

Le pronostic dans cette maladie présente donc un caractère plus grave que dans les autres fièvres éruptives. Aussi voit-on plus souvent à la suite de la scarlatine des surdités liées à des altérations du cerveau et de l'oreille interne qui peuvent en être la conséquence, ainsi que par les paralysies des muscles du pharynx et de la trompe comme nous l'avons vu plus haut.

Sur les 85 cas observés par Burckhardt-Mérian il y eut

18 surdités absolues dans l'une ou les deux oreilles et 3 cas de surdi-mutité.

Lorsque la maladie date de quelque temps, généralement les lésions auriculaires constatées par l'examen objectif consistent en une destruction tympanique ou bien en des perforations multiples accompagnées des signes ordinaires de l'otite purulente. Quelquefois cependant la suppuration se tarit et les perforations se réunissent, mais aux dépens de cicatrices indélébiles. Souvent aussi il y a des adhérences du tympan avec les éléments de la caisse et de l'ankylose des osselets.

Ajoutons en outre que dans cette fièvre exanthématique, plus que dans les autres, on constate une faiblesse dans la transmission des vibrations sonores par les os du crâne, ce qui prouve la participation fréquente à cette affection, de l'oreille interne comme nous le verrons dans le tableau qui suit :

Tableau résumant les lésions auriculaires par suite de la scarlatine.

OBS. I. — Mlle L. B.., 16 ans, strumeuse, coqueluche dans l'enfance. Il y a 4 ans, scarlatine et consécutivement écoulement des deux oreilles. Ces écoulements avaient cessé sans que la malade s'en aperçût. Dernièrement, les troubles de l'ouïe recommencèrent.	Depuis un an bruits de jets de vapeur dans les oreilles, douleurs intermittentes surtout la nuit, vertiges de temps en temps. Acuité à la montre de 0,10 centim. des deux oreilles. Percep. crân. bonne à la montre, faible au diapason. Trompes dégagées.	Tympan droit très rétracté. Apophyse vue en raccourci, pas de triangle lumineux, cicatrice à la zône inférieure. Tympan gauche rétracté aussi dépôts calcaires, plusieurs cicatrices, adhérence des osselets à la membrane. Tympan gauche immobile.

OBS. II. — M. V. L.., 22 ans, ébéniste. Sourd depuis l'âge de 6 ans, consécutivement à la fièvre scarlatine. Depuis n'a fait d'autre maladie. Dans l'enfance, rougeole sans suites auriculaires.	Otorrhée de l'oreille gauche, bruits continus de coquillage, douleurs d'oreille de temps en temps à gauche. Acuité à la montre nulle, entend la voix forte. Perc. crân. mauvaise. Auscultation des trompes, sifflement des deux côtés.	Tympan droit cicatrice partant du rebord postéro-supérieur jusqu'au manche du marteau ; cette cicatrice est mobile. Tympan gauche : deux perforations à la partie inférieure. Tympan infiammé. Il y a de la myringite de ce côté.
OBS. III. — Mme L. B..., 29 ans. Toujours bonne santé, bien réglée, mère de 3 enfants bien portants. Scarlatine il y a un an, bruits dans les oreilles depuis cette époque.	Jamais d'otorrhée, pas de douleurs, ne se plaint que des bruits et de la résonnance de la voix. Acuité de 0,10 centim. Bonne percep. crân. Trompes obstruées des deux côtés.	Rétraction considérable des tympans; mais conservation de leur mobilité. La douche d'air par la méthode de Politzer amène une amélioration notable qui persiste assez longtemps.
OBS. IV. — Mlle R. C..., 27 ans. Hystérique, chlorotique éprouve souvent des migraines. Père mort poitrinaire, mère, suite de couches. Othorrée depuis un an, consécutivement à la fièvre scarlatine.	Otorrhée bilatérale, douleurs intermittentes, vertiges, pas de bruits dans les oreilles. Acuité à la montre de 0,05 c. pour l'O. d., nulle pour l'O. g, Percep. crân., mauvaise. Auscultation des trompes, râles variés.	Destruction des deux tympans, osselets nus, sécrétion rapide d'un pus très fétide. Après lavage on voit les éléments de la caisse, la muqueuse est pâle, jaune, comme macérée.
OBS. V. — Mad. S. T..., 68 ans. Eut toujours une assez bonne santé. Scarlatine à l'âge de 25 ans et consécutivement otorrhée. Elle ne se souvient pas si à cette époque l'otorrhée fût accompagnée d'autres phénomènes auriculaires. L'écoulement cessa il y a quelques années.	Surdité progressive depuis la scarlatine. De l'oreille droite cophose complète, de l'oreille gauche entend la montre au contact du pavillon. Percep. crân. mauvaise des deux côtés. Bourdonnements continuels parfois très pénibles et ressemblant au bruit produit par un chemin de fer en marche.	Lésions multiples des tympans, rétraction, cicatrices, brides, adhérences, surfaces lumineuses, dépôts calcaires. En plus, les deux tympans sont rouges, injectés à leur partie antéro-supérieure, ce qui prouve leur état de myringite aiguë.

OBS. VI. — M. L. H..., 37 ans, voyageur, albuminurique. Fièvre scarlatine il y a deux ans. Otorrhée unilatérale dès le début de l'exanthème et qui cessa pendant la convalescence de la maladie.	Réapparition de l'écoulement par l'o. d. 3 mois après la scarlatine, douleurs de temps en temps, pas de bruits. Acuité à la montre de l'o. d. de 0,05 centim., de l'o. g. normale. Bonne percep. crân. Trompes libres.	Végétations polypiformes remplissant la caisse droite. Oreille gauche normale. Destruction des polypes par le galvano-cautère. Traitement ordinaire. Guérison après deux mois. Acuité à la montre de l'o. d. de 0,25 cent.

F. Érysipèle. — Les phénomènes auriculaires dans cette inflammation exanthématique peuvent se produire par l'extension d'une affection analogue de la cavité naso-pharyngienne; en effet, Dechambre, selon Grisolle, aurait vu un érysipèle qui, débutant par le pharynx, a paru s'étendre à la peau à travers la trompe d'Eustache, l'oreille moyenne et le conduit auditif externe.

D'autres fois la maladie peut se déclarer primitivement par ce conduit au lieu de débuter par la muqueuse, dans d'autres cas encore la peau peut être le point de départ de cette affection et consécutivement la muqueuse pharyngienne qui par extension développerait une otite purulente.

Lorsque l'érysipèle s'est propagé à l'oreille moyenne il se révèle par des symptômes très pénibles ressemblant à la période d'excitation de la méningite aiguë. C'est ainsi que certains malades éprouvent une fièvre ardente, des douleurs vives dans tout un côté de la tête, des vomissements, un délire alternant avec des somnolences et d'autres symptômes auriculaires tels que bourdonnements, vertiges et surdité. Ces symptômes peuvent être passagers et s'apaiser ou disparaître après la maladie; d'autres fois ils persistent un laps de temps variable. Quant aux troubles auriculaires consécutifs à l'érysipèle ils ont plusieurs points de similitude avec ceux qui accompagnent les maladies infectieuses aiguës.

Tableau résumant les lésions auriculaires par suite de l'érysipèle de la face.

OBS. I. — M. L..., cocher, 46 ans, alcoolique et nicotique. Eut il y a 3 ans un érysipèle du cuir chevelu, suite d'un traumatisme de la tête produit par une chute de voiture. Troubles de l'ouïe au début de l'érysipèle.	Depuis l'érysipèle persistance des phénomènes auriculaires. Douleurs, bruits en jets de vapeur, vertiges, surdité. Acuité de la montre O. d. et o. g. 0,9 de 0,02 centim. Percep. crân. mauvaise (montre et diapason) trompes obstruées.	Tympan droit terne, refoulé dans le conduit; liquide séreux dans la caisse. Tympan gauche moins bombé. Par le procédé Politzer, on peut vider le liquide de la caisse par l'orifice guttural de la trompe. Après l'expérience, le malade entend mieux.
OBS. II. — M. B.,., 38 ans, cuisinier. Fièvre typhoïde à 10 ans. Angine couenneuse à 15 ans, sujet aux rhumes. Douleurs névralgiques du trijumeau. Deux érysipèles spontanés de la face; le premier il y a 2 ans, il dura 20 jours; le second, il y a 6 ou 8 mois, il dura 5 à 6 jours.	Troubles de l'ouïe au premier érysipèle, bruits douleurs, surdité. A la seconde attaque, les oreilles coulèrent. Acuité (montre) de 0,02 centim. pour o. d., de 0,10 pour o. g. Perception crânienne médiocre pour le diapason; nulle pour la montre : trompes obstruées.	Les tympans présentent une coloration grise, terne, vasculaire et injectée au niveau du manche du marteau. Sur le tympan droit, petite perforation dans le segment antéro-inférieur. Sur le tympan gauche 3 perfor. situées circulairement autour de l'apophyse externe.
OBS. III. — Mlle A.., vernisseuse, 19 ans. Bonne santé ordinaire et bien réglée. Eut à l'âge de 12 ans un érysipèle spontané de la face et consécutivement des phénomènes auriculaires.	Bruit intermittent de coquillage, pas de douleurs. Otorrhée à droite depuis quelque temps. 2 · vertiges depuis 15 jours, surdité. L'acuité de la montre est pour l'o. dr. de 0,02 cent., pour l'o. g. de 0,05. Percep. crân. pour la montre, nulle, faible pour le diapason.	Tympan droit détruit. L'extrémité du manche du marteau manque. Tympan gauche : large cicatrice médiane entourée d'incrustations calcaires, brides et adhérences du tympan avec les osselets. Trompes incomplètement obstruées.

G. Influence sur l'oreille moyenne de l'angine rhumatismale aiguë. — Deux opinions ont été admises pour expliquer les troubles auriculaires observés dans le rhumatisme articulaire aigu. L'une est basée sur la propagation dans le canal tubo-tympanique, de l'inflammation de l'arrière-gorge fréquemment observée dans le rhumatisme aigu et que le professeur Lasègue appelle « angine rhumatismale. » C'est qu'en effet, selon ce savant maître, l'angine rhumatismale, à l'état aigu, constitue la première manifestation, très souvent négligée, de certains rhumatismes articulaires, aussi nous avons souvent constaté que les malades qui présentaient des troubles de l'oreille avaient eu à se plaindre d'une angine plus ou moins aiguë.

La seconde opinion est basée sur certaines manifestations du côté de l'oreille observées avant l'apparition du rhumatisme poly-articulaire aigu, sans troubles pharyngiens. Ainsi le docteur P. Ménière dans une communication faite à la Société française d'otologie et de laryngologie (séance du 19 oct. 1883) cite le cas d'une personne dont le rhumatisme articulaire débuta par des phénomènes auriculaires. A ce même sujet il dit avoir eu l'occasion de voir dans le service du professeur Fournier, un jeune homme ayant des douleurs rhumatismales dans les jambes, alternant avec des douleurs dans les oreilles. Et à ce propos, le Dr Baratoux fait remarquer un autre cas dans lequel il y avait un gonflement alternatif des apophyses mastoïdes précédant de quelques jours l'apparition des manifestations rhumatismales. Ajoutons que la discussion de ces communications fait ressortir que cette manière dont se révèle le rhumatisme serait en faveur de la théorie qui considère la membrane de la caisse comme tenant à la fois d'une muqueuse et d'une séreuse et dès lors susceptible, dans cette affection, de s'enflammer primitivement de la même manière que les autres séreuses de l'économie.

De notre côté nous croyons aussi que la caisse tympanique peut être primitivement atteinte dans l'affection rhumatismale, car l'observation journalière le démontre incontestablement quoique ces exemples soient assez rares. Cependant il ne nous semble pas que la structure séro-muqueuse de la membrane de la caisse soit par ce fait naturellement démontrée, puisque l'affection rhumatismale détermine des manifestations multiples des articulations, des muscles, des nerfs, des viscères, et des tissus séro-fibreux. Il serait donc difficile de préciser exactement cette cause comme atteignant spécialement un élément.

Mais sans vouloir entrer dans des considérations qui nous éloigneraient de notre sujet, nous ferons remarquer que les phénomènes du côté de l'ouïe dans l'affection rhumatismale aiguë, qui se montrent primitivement dans la caisse ou consécutivement à l'angine, offrent souvent dans l'un et l'autre cas un début identique, une même marche et une terminaison semblable.

Effectivement l'otite, dans les deux cas, débute presque toujours d'une façon très aiguë ; les oreilles sont le siège de douleurs qui manquent rarement et qui, le plus souvent sont intolérables ; les bourdonnements non moins pénibles suivent la même marche ou alternent avec les douleurs : ils sont rarement solitaires. Quoique la surdité passe souvent inaperçue elle est quelquefois extrême dès le début.

A ces diverses incommodités, il n'est pas étonnant de voir se joindre le vertige, et parfois, mais moins fréquemment, les éblouissements et la céphalée. Ces symptômes peuvent se calmer ou disparaître complètement dans le cours de la maladie ou avec la guérison définitive de l'affection générale.

Cependant après l'affection, on souffre des oreilles, l'on éprouve des bourdonnements et l'ouïe est très affaiblie. Nous insisterons surtout ici d'une manière toute particulière sur la persistance de la surdité et sur la mauvaise transmission des os du crâne pour les vibrations sonores. Ces derniers symptômes s'observent mieux chez les personnes qui ont déjà été atteintes de plusieurs attaques de rhumatisme aigu et mieux encore lorsque le rhumatisme est passé à l'état chronique, comme nous le verrons plus loin.

Les lésions objectives qui sont toujours celles de l'otite moyenne présentent un grand nombre de formes ainsi que nous le démontrent les observations qui vont suivre.

Disons cependant, pour terminer, que certains phénomènes observés très fréquemment, tels que le vertige, la mauvaise perception crânienne, etc., doivent nous induire à considérer que, dans cette affection, l'oreille interne ne doit pas être étrangère à la propagation inflammatoire.

Observation I (personnelle)

Vieille otite observée après plusieurs attaques de rhumatisme poly-articulaire.

22 juillet 1883. — M. P. J... domestique, eut plusieurs atteintes de rhumatisme poly-articulaire aigu. Il remarqua qu'elles furent

toujours accompagnées de maux de gorge et souvent, paraît-il, l'angine persistait après la maladie. Il est en outre affecté d'une éruption eczémateuse depuis plusieurs années, et il ne se souvient pas d'avoir été dans les hôpitaux pour une autre affection que les douleurs articulaires ou les troubles cardiaques consécutifs.

Lorsqu'il ressentit sa première attaque de rhumatisme il était très jeune ; il ne peut donc nous fournir des détails sur les troubles observés du côté de l'oreille à cette époque, mais il assure que depuis, les phénomènes douloureux suivirent toujours une marche décroissante à chaque attaque. Il ajouta qu'il entendait assez bien, sans cependant avoir jamais eu l'ouïe fine avant les douleurs articulaires qui datent d'une année.

Depuis cette époque sa surdité augmenta considérablement et les bourdonnements ne cessèrent ; ces derniers ressemblent au bruit produit par le vol de certaines grosses mouches. Ces bruits sont excessivement pénibles pour le malade qui pense, même, que si l'on parvenait à les calmer il entendrait suffisamment.

Aujourd'hui l'acuité auditive est nulle pour les deux oreilles, de même que pour la transmission osseuse de chaque côté du crâne.

Il n'y a rien à noter du côté de la gorge.

Les trompes sont incomplètement obstruées et l'auscultation fait entendre un sifflement aigu des deux côtés. L'insufflation d'air n'apporte aucune amélioration dans la surdité ni dans les bourdonnements.

L'examen objectif fait découvrir que l'oreille moyenne présente une multitude de lésions qu'on ne peut qualifier que de vieilles otites ; il y a adhérence de tous les éléments avec le tympan ; dans toutes leurs parties, ces derniers sont complètement immobiles.

Observation II (personnelle).

Troubles auriculaires observés après la première attaque de rhumatisme poly-articulaire aigu.

6 janvier 1883. — M. L.. P..., ancien militaire, 41 ans. Eut la

variole dans son enfance et le scorbut à l'âge de 27 ans sans qu'aucun trouble du côté de l'oreille se manifestât.

Il y a dix ans qu'il éprouva pour la première fois des douleurs d'oreilles et des bourdonnements à la suite d'un rhumatisme articulaire aigu qu'il contracta au régiment ; il ne se souvient pas si à cette époque il eut mal à la gorge.

Ces douleurs et ces bruits persistèrent environ trois ou quatre mois après la maladie ; ils étaient très forts au début, diminuèrent peu à peu et disparurent complètement. Il fit la remarque inquiétante qu'à la disparition définitive de ces phénomènes, son ouïe baissa considérablement. Il se préoccupa peu de cette surdité jusqu'au jour (il y a environ une quinzaine) où les bourdonnements et les douleurs d'oreille recommencèrent avec une grande intensité, cette fois augmentés d'un mal de gorge.

Le malade ne ressentit jamais de douleurs articulaires depuis la première attaque, mais il est très sujet aux angines aiguës. Il n'a rien au cœur et il n'éprouve aucune manifestation du rhumatisme chronique, du reste, ajoute-t-il, hors ses infirmités auriculaires et pharyngiennes, il ne fit pas de maladies sérieuses.

Examen actuel du pharynx. — Les amygdales sont très volumineuses, les piliers et la luette légèrement épaissis et d'un rouge sombre, et la paroi postérieure du pharynx, dans toute la partie visible à l'aide d'un abaisse-langue fait constater que les glandules sont très hypertrophiées. Par la rhinoscopie postérieure on voit que la phlogose se continue à la région supérieure du pharynx ; les bourrelets des orifices des trompes sont très visibles. On constate en outre, du côté des fosses nasales, que leur muqueuse est légèrement hyperémiée.

Examen auditif.—L'acuité auditive prise avec la montre est faible de l'oreille droite ; de l'oreille gauche elle est complètement nulle. La transmission osseuse n'existe d'aucun côté (diapason). A l'examen objectif de l'oreille on voit que les tympans sont fortement refoulés du côté de la caisse ; en plus le tympan droit présente un dépôt calcaire qui occupe toute la région supéro-postérieure au niveau de l'enclume. Les osselets sont facilement perçus et l'on peut juger les situations des manches des marteaux qui ont pris une direction presque horizontale. Les triangles lumineux sont visibles, mais très déformés.

Traitement. — Un traitement général pour l'affection rhumatismale a été institué et le pharynx est plusieurs fois badigeonné avec des agents astringents.

On cathétérisa aussi les trompes en leur insufflant de l'air, ce qui, chaque fois, amena un bien être du côté des oreilles.

Ces traitements suivis pendant un mois, à peu près, donnèrent un excellent résultat car le malade n'éprouve ni douleurs, ni bruits dans les oreilles et il entend la montre, de l'oreille droite, à 5 centimètres et de l'oreille gauche à 2 centimètres. Quant à la perception crânienne, elle est toujours mauvaise des deux côtés.

CHAPITRE II

ANGINE ET CORYZA CHRONIQUES

Nous avons vu, au chapitre qui traite de l'angine et du coryza aigus, l'influence que ces maladies exercent sur l'oreille moyenne. Il serait donc inutile de refaire ici l'énumération des mécanismes qui déterminent cette lésion de la caisse. Nous nous bornerons à insister sur les inconvénients de ces deux maladies très fréquentes à l'état chronique et dont le traitement s'impose concurremment avec celui de l'affection auriculaire. C'est ainsi que nous examinerons dans le même chapitre l'angine et le coryza chroniques, d'autant plus que souvent ils se trouvent réunis chez le même individu et constituent ainsi le catarrhe chronique de la cavité naso-pharyngienne.

Le catarrhe chronique est extrêmement fréquent, surtout

chez l'enfant; chez lui, les narines sont obstruées par d'abondantes mucosités qui l'obligent à respirer par la bouche. Cette habitude de la respiration buccale une fois prise persiste pendant des années, même quant le coryza a disparu et que les narines sont redevenues perméables à l'air et exerce une influence très nuisible sur le pharynx et sur l'oreille. D'un autre côté, on sait la sensation désagréable que l'on éprouve quand, par suite d'un coryza, on respire la bouche ouverte, pendant tout la nuit. La gorge est sèche et irritée et l'haleine mauvaise, ce qui entraîne les conséquences fâcheuses dont nous avons parlé.

Les mucosités du nez sont assez difficiles à détacher pour que, dans certains cas, le malade en se mouchant fasse des efforts répétés qui déterminent des congestions de la trompe et de la caisse comme ce fait est signalé pour la répétition fréquente du procédé de Valsalva. Aussi ne serons-nous pas étonné que, dans certains cas, l'on ait même remarqué la rupture du tympan.

Quant à l'angine chronique elle est assez connue pour nous dispenser d'entrer dans de longs détails à son sujet. Disons seulement que quelquefois ignorée à son début, l'angine se manifeste par un chatouillement de la gorge et puis une sécheresse tellement vive que le malade cherche à se désaltérer en absorbant de grandes quantités de liquide.

La sécrétion des mucosités est assez abondante, pour déterminer de l'empâtement de la bouche et de la fétidité de l'haleine. Ces mucosités sont expectorées surtout le matin, quelquefois même après de violents efforts de toux. Aussi est-ce le matin que ces malades entendent le moins bien : cela est dû à ce que l'orifice de la trompe est obstrué par ces mucosités visqueuses et gluantes, ce qui gêne le renouvellement de l'air dans la caisse du tympan. Dès que ces produits sont expectorés, les malades sentent leurs oreilles se déboucher en partie et ils entendent notablement mieux.

A l'examen du pharynx, l'on aperçoit la muqueuse rouge, plus ou moins sèche, avec quelques granulations rougeâtres ou grisâtres formant même souvent une sorte de chapelet le long des piliers postérieurs. Les glandes de la partie supérieure du pharynx et de la face postérieure du voile du palais sont hypertrophiées et laissent échapper à la pression une petite quantité de mucus transparent ou de concrétions blanchâtres. Les glandes étant plus abondantes près de l'orifice tubaire sont parfois assez hypertrophiées pour déterminer une sécrétion de mucus assez abondante pour produire un bouchon gélatineux à l'orifice de la trompe. Cette hypertrophie des glandes peut produire un arrêt de développement de l'orifice pharyngien, de sorte que la lèvre postérieure a une forme allongée, aplatie au lieu de sa saillie normale.

Dans le catarrhe chronique, la muqueuse nasale est rouge et souvent hypertrophiée, au point d'amener un développement exagéré de ses éléments normaux. C'est ainsi que parfois les cornets viennent toucher la cloison qui, elle-même, présente un léger gonflement de la muqueuse qui la recouvre. Cette hypertrophie des cornets est quelquefois assez volumineuse pour faire croire à l'existence de polypes.

Mais les fosses nasales n'ont pas toujours cet aspect ; au

lieu de présenter un développement exagéré des parties qui les composent, on constate au contraire une atrophie assez considérable des cornets. Souvent les cornets inférieurs sont diminués de volume au point de faire croire à leur absence. Dans ces cas, il existe une abondance de sécrétion, de mucosités concrètes qui donnent à l'air expiré une forte odeur, ce qui fait que l'on donne à cette forme de rhinite le nom d'ozène.

Enfin, ces angines ou ces coryzas, qu'ils soient hypertrophiques ou atrophiques, déterminent fréquemment des phénomènes auriculaires, et ces phénomènes, comme nous le verrons dans les observations qui vont suivre, présentent en plus une des formes de catarrhe chronique déjà décrit précédemment.

§ I. — Observations de l'influence qu'exerce l'inflammation chronique des fosses nasales, sur l'oreille moyenne.

L'inflammation des fosses nasales comprend deux formes distinctes : le coryza chronique proprement dit ou rhinorrhée et l'inflammation ulcéreuse. La première forme consiste en un écoulement de mucosités d'un blanc jaunâtre, plus ou moins épaisses et ayant une odeur spéciale souvent fétide, avec rougeur un peu intense, formation de croûtes et excoriations autour des narines, sans ulcération de la pituitaire. Dans la seconde forme, appelée improprement ozène, on comprend généralement toutes les affections ulcéreuses des fosses nasales. Cependant cet ozène symptomatique de la scrofule, de la syphilis et de la morve ne doit pas nous intéresser ici ; nous ne nous occuperons que de l'ozène vrai exempt de ces diathèses. Cet ozène vrai est dû à la malformation des fosses nasales avec atrophie ou absence de l'un ou de plusieurs cornets.

Observation I (personnelle).

Rhinite atrophique — Ozène vrai. Catarrhe chronique de la trompe et des caisses.

14 septembre 1883. — Mlle C. L..., 25 ans domestique, d'une excellente constitution et bien réglée, n'a aucun antécédent héréditaire et n'a jamais été atteinte d'une maladie grave ; cependant depuis une dizaine d'années, elle est très susceptible aux rhumes de cerveau pendant la saison froide. Il y a 4 à 5 ans que ce coryza est passé à l'état chronique. Depuis cette époque elle est constamment enchifrenée, elle mouche beaucoup de mucus verdâtre et elle éprouve de la gêne plutôt qu'une véritable douleur dans les fosses nasales. Dernièrement (14 sept.) elle s'est décidée à consulter, non parce que son nez exale l'odeur infecte de punaise écrasée à laquelle elle est habituée ainsi que sa mère qui l'accompagne, mais parce que depuis quinze jours elle est incommodée par des bourdonnements, des douleurs et quelques étourdissements qui se sont révélés dans l'oreille droite. Cependant elle est sourde de cette oreille depuis longtemps, mais cette infirmité pas plus que l'odeur insupportable qu'exhale son nez ne l'avaient décidée à prendre la résolution de se faire soigner.

Nous examinons Mlle C. L. au point de vue des lésions fonctionnelles et organiques que présentent les organes de l'odorat et de l'audition.

Son nez est normal quant à sa forme. L'odorat est émoussé dans les deux cavités ; peut-être un peu plus du côté droit comme on le constate, en présentant plusieurs substances odorantes devant ses narines.

Par la rhinoscopie antérieure on remarque que les cornets inférieur et moyen sont considérablement atrophiés, ce qui permet en projetant la lumière par la cavité nasale, d'apercevoir le rebord de l'orifice de la trompe d'Eustache. La muqueuse des narines est boursoufflée en certains endroits et desquamée dans toute son étendue ce qui lui donne l'aspect d'une vaste ulcération superficielle d'une couleur rouge violacé, recouverte en haut d'un mucus purulent. Il n'y a pas de sang ni de croûtes.

Par la rhinoscopie postérieure on remarque cette même boursoufflure de la muqueuse, plus marquée encore au pavillon de la trompe. Elle ne nous a pas paru présenter des ulcérations; elle est plutôt recouverte par des mucosités purulentes semblables à celles qui recouvrent la muqueuse pituitaire.

L'examen des trompes au moyen de l'insufflation d'air avec le cathéter nous apprend qu'elles sont obstruées, principalement par des mucosités, car à l'auscultation on entend un râle humide (gargouillement).

L'examen des oreilles nous donne le résultat suivant : pour l'oreille droite, les symptômes fonctionnels accusés par la malade consistent en petites douleurs intermittentes et bruits continus de coquillage, diminuant sensiblement par la pression de la carotide, du même côté, mais non complètement. Jamais d'otorrhée. Acuité pour la montre nulle, ainsi que la perception par la montre et le diapason.

Par l'examen objectif nous constatons que le conduit est normal, le tympan entier, mince et incrusté de petites plaques calcaires ; il est atrophié à la partie supérieure, puis rétracté légèrement dans toute son étendue. Le manche du marteau est mince, horizontal ; l'apophyse externe saillante ; le triangle lumineux n'est pas visible. Le tympan est mobile.

L'oreille gauche ne présente d'autre signe fonctionnel qu'un affaiblissement de l'ouïe qui est de 0,10 centimètres pour la montre. La perception crânienne est diminuée pour la montre, mais elle entend les vibrations du diapason. Par l'examen objectif on constate les mêmes signes que l'autre oreille, cependant moins avancés ; avec le spéculum pneumatique on voit que le tympan est aussi très mobile.

Observation II

Rhinite chronique avec ozène. — Polypes de la caisse à droite.

Mlle F... 32 ans. Coryza chronique depuis l'âge de quinze ans, sourde depuis deux ans. Bruits divers dans les oreilles et otorrhée à droite. La muqueuse nasale est sèche avec des croûtes en plusieurs endroits. Une injection détache les croûtes et laisse voir des ulcérations qui occupent la cloison et le cornet inférieur. Le cornet inférieur du côté droit est si atrophié qu'on croirait qu'il n'existe plus. Le gauche est moins atrophié. Par la rhinoscopie postérieure on voit que quelques croûtes siègent autour des orifices des trompes. La muqueuse pharyngienne est sèche, luisante, et recouverte par moments d'une sécrétion adhérente, visqueuse et difficile à détacher. Le matin, la malade crache des mucosités, jaune doré, transparentes, élastiques et présentant les empreintes des endroits d'implantation. La malade est complétement sourde avant d'expectorer ces mucosités.

L'acuité à la montre pour l'oreille droite est de 0,05 centim., pour l'oreille gauche de 0,09 centim. La transmission des vibrations sonores par les os du crâne est bonne des deux côtés.

Par l'examen objectif des oreilles on constate : à droite, une perforation du tympan, par laquelle on découvre une production polypeuse. Le tympan gauche est blanc, voilé et rétracté ; l'apophyse externe saillante ; le manche du marteau est vu en raccourci ; le triangle lumineux est à peine visible ; les vaisseaux tympaniques sont très marqués.

Observation III.

Coryza chronique.

M. C..., 32 ans, plombier. Coryza chronique depuis 10 ans. Exaspérations aiguës très fréquentes. A 15 ans eut la fièvre typhoïde ; rougeole dans l'enfance, ne connaît pas ses antécédents héréditaires. Il ressentit dans sa jeunesse, des douleurs à l'oreille gauche. Il est sourd de cette oreille depuis l'âge de 20 ans. De l'oreille droite, il a des intermittences de surdité depuis 2 ans ; il attribue cette surdité à un froid, car lorsqu'il est un peu enrhumé la surdité augmente de même que les bourdonnements. Le malade localise les douleurs dans la tête, sans préciser l'oreille comme siège.

Les bruits sont continuels et ressemblent au murmure de l'eau qui coule constamment. Ces bruits sont tantôt dans une seule oreille, tantôt dans les deux, et à la moindre émotion ils redoublent d'intensité.

Par l'examen des fosses nasales on constate que la muqueuse pituitaire est fortement hyperémiée ; les cornets moyens et inférieurs sont très hypertrophiés ; il n'existe que quelques rares ulcérations sur la membrane. Par la rhinoscopie postérieure on constate des saillies rouges et enflammées formées par les cornets moyens hypertrophiés. Le pharynx supérieur participe aussi à l'inflammation. Il n'y a pas d'ozène.

Le malade est très tourmenté par ce coryza qui lui fait éprouver souvent des symptômes violents de céphalalgie. Il respire difficilement, est oppressé et ronfle la nuit. Un écoulement abondant a lieu par les deux narines. Cet écoulement est blanc jaunâtre, visqueux et s'attache aux ailes du nez, principalement le matin.

La surdité est absolue dans l'oreille gauche et la perception crânienne complètement perdue pour l'oreille droite.

§ 2. — Observations de l'influence qu'exerce l'inflammation catarrhale chronique de la muqueuse pharyngienne sur l'oreille moyenne.

Nous ne ferons pas ici l'histoire complète de la pharyngite chronique, mais nous donnerons quelques éléments distinctifs des formes les plus observées, ce qui nous évitera les fréquentes répétitions qu'entraîneraient les observations détaillées.

C'est ainsi que nous pourrons résumer les symptômes

auriculaires d'un certain nombre de cas d'inflammation catarrhale chronique du pharynx ou de la cavité naso-pharyngienne.

La muqueuse pharyngienne chroniquement enflammée peut se présenter sous diverses formes : tantôt elle présente un épaississement, une coloration bleuâtre ardoisée, un état habituel de sécheresse (pharyngite sèche) ; on peut encore constater à la surface de la muqueuse un pointillé, un mamelonnement, des espèces de granulations qui ont fait donner à cet état le nom de pharyngite glanduleuse. Dans d'autres cas lorsque les éléments des glandes sont le siège d'augmentation de volume et de nombre, l'inflammation prend aussi le nom d'angine hypertrophique ; alors la membrane elle-même peut être épaissie avec d'autres tissus du pharynx. Par contre si la maladie a duré longtemps, le tissu cellulaire et la couche musculaire du pharynx peuvent s'atrophier, alors la gorge semblera plus élargie. Enfin lorsque les glandes sécrètent en grande abondance des mucosités qui recouvrent la muqueuse du pharynx, on dit qu'il y a angine ou pharyngite exsudative.

Observation I

Pharyngite glanduleuse. — Sclérose des caisses.

Mlle P..., 27 ans, couturière, constitution chlorotique. Pharyngite glanduleuse ancienne. A l'examen du pharynx on voit l'inflammation de toute sa muqueuse, du voile du palais et jusqu'à l'épiglotte. La muqueuse nasale est assez hyperémiée.

Surdité depuis de longues années, qui a augmenté considérablement depuis 9 mois. Il y a trois semaines que les bourdonnements sont survenus dans les oreilles, surtout la nuit. Ces bourdonnements ressemblent au bruit du marteau qui frappe sur l'enclume; parfois ils sont si forts qu'ils l'empêchent de dormir. Pendant le jour ils sont généralement plus faibles. Elle entend mieux dans la rue que dans son appartement. Perception crânienne mauvaise, acuité de l'oreille droite pour la montre, au contact; de l'oreille gauche à 0,02 cent.

Tympan droit gris blanchâtre, atrophié en certains points et mobile dans sa partie antérieure; le marteau est mobile. Le triangle lumineux est déformé et étroit.

Tympan gauche gris terne, refoulé dans la caisse, dans sa partie moyenne; le marteau est incliné en dedans, l'apophyse externe saillante; légers vaisseaux sur le manche; triangle lumineux rétréci à côtés mal limités. Avec le spéculum pneumatique on constate la mobilité du tympan sauf dans la partie antéro-moyenne qui est adhérente à la caisse. Trompes larges, bruit de souffle léger des deux côtés.

Observation II

Pharyngite glanduleuse, catarrhe chronique de la caisse et des trompes

M. L..., 22 ans ébéniste. Pas de maladies antérieures. Pharyngite hypertrophique depuis plusieurs années. Sentiment de picotement et de chatouillement dans le gosier, pas de douleurs. A l'examen objectif on constate que la muqueuse pharyngienne est d'un rouge uniforme ponctué par endroits. La luette est volumineuse et pendante sur la langue. Les amygdales sont assez tuméfiées. L'inflammation est bien marquée du côté des fosses nasales. Cet état est accompagné des symptômes ordinaires de la pharyngite chronique.

Les phénomènes auriculaires qui datent de quelques années consistent en bourdonnements intermittents de coquillage. L'acuité est pour l'oreille droite de 0,15 centimètres à la montre et de 0,10 pour l'oreille gauche. La perception crânienne pour la montre et le diapason est bonne des deux côtés. Les trompes sont incomplètement obstruées et l'insufflation d'air fait cesser les bruits. A l'examen des tympans, on constate des deux côtés les signes de rétraction en cratère. Les triangles ne sont pas visibles.

Observation III

Catarrhe naso-pharyngien. Pharyngite sèche. Catarrhe des caisses et des trompes

M. R. M.. 32 ans, employé eut la fièvre typhoïde à l'âge de 9 ans. Depuis cette époque entend mal, surtout de l'oreille gauche ; a souvent des maux de tête et s'enroue facilement. Sa voix est rauque ; le matin il expulse avec difficulté quelques crachats.

Du côté de l'oreille les bourdonnements sont constants (bruits de locomotive ou de coquillage) ; parfois il a des sifflements. Le malade prétend que ces bruits sont plus marqués pendant les temps secs, tandis que pendant les temps humides il mouche plus facilement et les bruits diminuent.

L'acuité à la montre, de l'oreille droite, est de 0,08 cent., de l'oreille gauche, de 0,02 cent. La perception crânienne est mauvaise à gauche, passable à droite pour le diapason.

La muqueuse du nez est fortement gonflée ; le cornet inférieur gauche touche la cloison qui elle-même est déviée. Ce cornet masque complètement le cornet moyen. Du côté droit on peut constater plusieurs ulcérations superficielles de la pituitaire. Ces ulcérations sont recouvertes de croûtes qui en tombant laissent des surfaces saignantes.

Par la rhinoscopie postérieure on ne voit pas d'ulcérations, mais la muqueuse est recouverte d'un mucus épais filant qui descend jusqu'à la paroi postérieure du pharynx. La membrane du pharynx est bleuâtre, ardoisée et sèche ; les vaisseaux sont presque variqueux.

Les tympans des deux côtés sont d'un gris sombre et peu transparents ; les triangles lumineux quoique visibles n'ont plus leur couleur éclatante ; les vaisseaux qui suivent le manche du marteau sont injectés ; les trompes sont obstruées, principalement la gauche.

Observation IV

Pharyngite glanduleuse. Perforation des tympans. Otorrhée.

Mlle G... H..., 20 ans. Santé générale, faible, mal réglée; n'a eu d'autre maladie aiguë que la rougeole dans l'enfance. A l'âge de 12 ans elle eut un écoulement par les deux oreilles. En plus elle est actuellement atteinte d'une angine glanduleuse affectant la forme chronique quoiqu'elle ait très souvent des recrudescences aiguës.

Par l'examen du pharynx on constate qu'il est jaune, pâle et vasculaire. Il présente des granulations caractéristiques sur sa face postérieure, les piliers, le voile et la luette. Les amygdales et la luette sont augmentées de volume. La muqueuse des fosses nasales est enduite d'un mucus visqueux et épais, se détachant facilement au dire de la malade. Sur le pharynx ce mucus forme comme une couche de vernis.

La malade éprouve constamment un sentiment de picotement au gosier; sa gorge est toujours sèche, ce qui fait qu'elle est toujours tourmentée par une soif ardente; aussi la nuit se lève-t-elle pour l'apaiser en buvant plusieurs verres d'eau.

Le larynx participe aussi à cette inflammation, et à l'aide du laryngoscope les mêmes caractères sont constatés sur cet organe. La malade fait fréquemment des efforts d'expiration, désignés par le *hem*. Les crachats sont colloïdes et parfois striés de sang; la voix est rauque et enrouée.

La malade accuse peu, ou pour ainsi dire point, de douleurs du côté des oreilles, sauf cependant dans deux ou trois reprises d'exacerbation de pharyngite très aiguë, qui lui donnèrent la fièvre, amenant le délire et tout le cortège des symptômes de l'otite moyenne aigue.

L'acuité à la montre est pour l'oreille droite de 0,03 centimètres, pour l'oreille gauche de 0,02 centimètres. La perception crânienne est mauvaise pour la montre, des deux côtés, passable pour le diapason.

Le tympan droit présente une petite perforation dans le segment postéro-inférieur. Cette perforation a la forme d'une tache linéaire noire. Sur le tympan gauche on voit une perforation du même segment, mais plus étendue.

A l'auscultation, l'air qui passe du côté droit fait entendre un sifflement aigu; à gauche le souffle est plus large et souvent mêlé de gargouillement.

Observation V

Catarrhe naso-pharyngien, catarrhe des caisses et des trompes

Mme D..., 28 ans, lingère, anémique. Depuis trois ans sécheresse de la gorge, voix voilée, rauque, se soigne depuis longtemps; on lui a touché le pharynx avec de la teinture d'iode, de l'acide chromique, du nitrate d'argent, etc. Par l'examen du pharynx, catarrhe rétro-pharyngien sec, avec hypertrophie glandulaire; ulcération de la pituitaire, ozène. Mucosités des trompes.

Surdité à début lent, insidieux, bruits de coquillage. Acuité à la montre, de 0,05 centimètres de l'oreille droite, de 0,03 de l'oreille gauche. Perception crânienne bonne des deux côtés.

Tympans ternes, voilés, mobiles, taches lumineuses. Triangles à bords mal limités.

Observation VI

Catarrhe naso-pharyngien, catarrhe des caisses et des trompes.

M. B... étudiant en pharmacie, angine depuis l'âge de 10 ans; enrouement continuel; respiration difficile; ronfle la nuit; coryza perpétuel. Cornets hypertrophiés. Pharyngite sèche.

Il a toujours entendu durement. Parfois bourdonnements ressemblant à un jet de vapeur ; jamais de douleurs d'oreilles. Il prétend mieux entendre lorsque les oreilles sont bouchées par de la ouate. Acuité à la montre, de 0,06 centimètres pour les deux côtés. Perception crânienne diminuée pour la montre, bonne pour le diapason.

Trompes obstruées. Tympans rétractés; apophyse externe saillante ; manche du marteau vu en raccourci : triangles lumineux, rétrécis ; plaques calcaires sur le tympan gauche.

Observation VII (personnelle)

Pharyngite chronique. Bec de lièvre. Catarrhe chronique des caisses.

Mme L..., 36 ans. Bec de lièvre congénital compliqué, écartement des os maxillaires supérieurs et de la voûte palatine, à travers laquelle on voit parfaitement les orifices gutturaux des trompes. La muqueuse pharyngienne est bleuâtre ardoisée, sillonnée par des vaisseaux saillants. La paroi postérieure du pharynx et spécialement la paroi supérieure et latérale sont rouges, sèches et tapissées de mucosités adhérentes et ambrées, surtout autour des orifices des trompes. Toute la muqueuse est hérissée de granulations confluentes et petites.

La respiration nasale est presque impossible ; la cloison du nez est déviée à droite, les cornets sont gonflés ; la muqueuse pituitaire est fortement congestionnée, il y a même quelques ulcérations.

On cathétérise les trompes par la bouche, ce qui, du reste, est assez facile avec la perforation palatine. Par l'auscultation on entend des râles humides.

Les phénomènes auriculaires consistent en bourdonnements intermittents, mais surtout eu une cophose complète. La perception crânienne est nulle des deux côtés, tant pour la montre que pour le diapason.

Les tympans présentent tous les signes du catarrhe chronique de la caisse. Ils sont d'un gris blanc, opaque, uniforme ; les deux tympans sont très déprimés ; les manches des marteaux ont une disposition plus horizontale ; les apophyses externes sont plus saillantes ; les plis sont très accusés, et la partie inférieure de la membrane, très relâchée, vient se mouler sur la paroi interne de la caisse. Avec le spéculum pneumatique on constate très peu de mobilité des tympans.

CHAPITRE III

ANGINE ET CORYZA DANS LES DIATHÈSES

L'angine et le coryza simple peuvent déterminer, comme nous venons de le voir, de nombreuses lésions de l'oreille moyenne.

Si les différentes diathèses, tuberculose, scrofule, syphilis ou arthritisme viennent joindre leur influence à l'état primitif local, elles lui impriment un cachet particulier qui apportera des modifications spéciales aux diverses lésions que nous avons étudiées dans le chapitre précédent. Elles produiront une maladie à caractères bien déterminés, comme nous allons essayer de le démontrer dans les paragraphes suivants.

A. Tuberculose du pharynx. — Des complications du côté de l'oreille ont été observées à toutes les périodes de la phthisie pulmonaire. Le caractère le plus remarquable de ces otites est l'écoulement purulent auquel elles donnent lieu.

Cette tendance à la suppuration de l'oreille, qui s'explique par la prédisposition du terrain sur lequel se développe l'inflammation propagée du pharynx des phthisiques, dont l'angine granuleuse co-existe fréquemment, n'a pas eu, de la part de tous les auteurs, la même interprétation.

En effet, plusieurs hypothèses ont été mises en avant pour expliquer le développement des affections de l'oreille chez les tuberculeux. Nous allons considérer ces hypothèses sous un aspect général, nous demandant simplement si ces troubles ne sont qu'une propagation à l'oreille de l'affection naso-pharyngienne ou bien une manifestation propre de la maladie générale sur l'organe spécial de l'audition. Ainsi, certains auteurs prétendent que la suppuration de l'oreille moyenne dans la phthisie est produite par de véritables tubercules qui se développeraient dans la caisse ou dans les cellules mastoïdiennes qui s'enflamment consécutivement pour produire ensuite l'otorrhée. La lutte est encore plus grande pour expliquer si réellement cette production morbide est due à la matière tuberculeuse ou bien si elle n'est autre chose que des globules de pus.

Il ne nous appartient pas de résoudre cette question aussi difficile que délicate, mais qu'il nous soit permis d'admettre ce que les faits cliniques démontrent journellement, c'est-à-dire que la tuberculose du rocher peut parfaitement exister, car nous ne voyons pas pourquoi un phthisique ne présenterait pas du côté du rocher les mêmes lésions qu'on observe dans les autres os. Seulement nous croyons que ces observations sont relativement rares et qu'il serait plus juste de ne pas les généraliser comme une conséquence infaillible de l'otorrhée observée dans cette diathèse.

C'est aussi l'avis de Duplay (Path. ext. t. III, p. 163), Tillaux, Blachez, Ball, Brouardel. Nous reproduisons ici les paroles de ce dernier auteur : « Malgré les affirmations « catégoriques des auteurs qui admettent l'existence du

« tubercule du rocher, dit-il, il faut attendre de nouveaux « faits et les livrer à une étude minutieuse avant d'établir « l'histoire de la tuberculisation du rocher. Ce qui, peut-« être, a fait un peu facilement admettre son existence, « c'est que beaucoup de ces lésions osseuses du rocher se « développent chez des tuberculeux. Mais il faut se garder « de conclure de ce fait clinique intéressant à la nature de « la lésion. Il peut très bien se faire, en effet, qu'il y ait « ici, non pas de lésion primitive de l'os, mais lésion con-« sécutive à l'inflammation chronique de la muqueuse qui « tapisse les cavités du rocher. Celle-ci, en effet, présente « chez les tuberculeux, des inflammations chroniques, per-« sistantes, de même nature que celles qui envahissent les « autres muqueuses (1). »

Néanmoins nous avons un grand nombre d'observations de tubercules de cet os, fournies par des médecins éminents ; ainsi Tassel décrit dans une observation ayant pour titre : « Tubercule du rocher » (Soc. anat. T. XXIX, 1854, p. 276), une cavité anfractueuse aux dépens de la caisse et des cellules mastoïdiennes remplies d'une matière hétéromorphe formée par des tubercules enkystés. Rillet et Barthez étudièrent aussi les tubercules du rocher. Ils constatèrent 2 fois ces productions chez des rochers d'enfants. Wilde, analysé par Triquet (Mon. des hôp. Sep. et Oct. 1854), Maître, Ménière, Kramer et Morel-Lavallée trouvèrent des matières tuberculeuses remplissant, soit le rocher, soit les cellules mastoïdiennes, et quelquefois les deux.

1. Brouardel, Lésions du rocher. Paris, 1867.

Enfin toutes ces opinions et ces faits prouvent suffisamment l'existence de la tuberculose du rocher. Du reste, grâce aux nouvelles découvertes sur les microbes, et, en particulier sur le bacille de la tuberculose, on pourrait, peut-être, arriver à démontrer directement, la présence de ce bacille dans l'oreille.

D'autre part, la majeure partie des auteurs admet la co-existence du catarrhe chronique du pharynx et des fosses nasales, propagé à la caisse. Trœltsch (p. 300), insiste d'une façon toute particulière sur ces cas. Isambert a publié aussi un mémoire sur la tuberculose miliaire aiguë de la gorge avec des complications de l'ouïe dans les « *Annales des maladies de l'oreille et du larynx*, t. 1, 1875, p. 77. » J.-E. Henri Barth, dans son œuvre remarquable « de la tuberculose du pharynx et de l'angine tuberculeuse, 1880 », examine cette question d'une manière très complète. Pour lui, les douleurs d'oreilles existent dans la plupart des cas à un faible degré, pouvant néanmoins, prendre certaines fois une intensité excessive. Hardy et Béhier (T. II, p. 225) signalent aussi, parmi les complications de l'angine glanduleuse, la propagation par contiguité des tissus aux organes de l'ouïe. Du reste, la co-existence des pharyngites granuleuses chez les tuberculeux est un axiome reconnu par tous les médecins.

Effectivement, Peter, dans son article du « *Dictionnaire des sciences médicales* », le classe parmi les angines chroniques. Hérard et Cornil en parlent aussi. Barth (*loc. cit.* p. 58) décrit les variétés et les allures que prend cette maladie suivant les cas, et il dit : « Tantôt la « maladie est d'emblée généralisée et n'épargne aucune

« des régions du pharynx ; tantôt elle est d'abord locali-« sée, circonscrite à un point peu étendu, ne s'étend que « progressivement et de proche en proche. »

Dans certains cas, on la voit se manifester par une folliculite aiguë, très analogue à la folliculite du gros intestin, — d'ailleurs elle est, dès l'abord, disseminée dans tous les éléments constituants de la muqueuse, et éclate sous forme de granulie diffuse. Si, le plus souvent, elle se montre d'emblée, d'une manière isolée et primitive, parfois aussi elle est secondaire et succède à une tuberculisation du larynx. Voici encore à ce sujet ce que Pidoux écrit à la page 287 de son excellent Traité de la phthisie : « Le « pharynx des phthisiques est très souvent, et certaine-« ment dans la moitié de plus des cas, affecté d'une phleg-« masie chronique qui a pour siége principal les follicules « muqueux de cet organe. Ils sont rouges, gonflés, hyper-« trophiés sur un fond enflammé lui-même, quelquefois « pâle et sans apparence. Cette angine granuleuse proexiste « quelquefois à la phthisie. Dans d'autres cas, elle se dé-« veloppe dans son cours et elle arrive à son maximum « d'intensité à la fin du deuxième degré de la maladie. » La co-existence des pharyngites chez les tuberculeux est donc parfaitement décrite par ces auteurs.

Maintenant avec un simple aperçu de nos observations sur le début, la marche, et la terminaison des otites chez les phthisiques, nous constaterons un ensemble et une succession de phénomènes caractéristiques, pour former une entité morbide que nous décrirons sous le nom d'*otite tuberculeuse*.

L'otite tuberculeuse est une affection auriculaire caractérisée principalement par la sécrétion purulente de l'oreille moyenne. Cette maladie débute par des douleurs, des bourdonnements, des vertiges et de la surdité qui se montrent au même moment qu'une pharyngite intense, ou bien à la suite d'exacerbations inflammatoires aiguës répétées. Ces phénomènes du côté de l'oreille sont exaspérés par les mouvements de la déglutition et que Traube explique par les ulcérations du voisinage de la trompe et surtout influencés par la dilatation que subit son orifice guttural lorsque le muscle péristaphylin externe se contracte. En effet, des ulcérations atteignent souvent les trompes d'Eustache et produisent même sa destruction (Isambert, Wendt). Cependant les amygdales de Luschka sont le siége de prédilection des ulcérations. Fraenkel n'admet pas l'explication fournie par Traube sur la douleur, dans cette maladie, car il dit n'avoir jamais observé, par l'examen rhinoscopique, ces ulcérations. Pour lui, la douleur serait le résultat d'une sensation réflexe, transmise par le rameau de Jacobson et par le glosso-pharyngien.

Quoi qu'il en soit, la symptomatologie ne change pas et dans tous les cas, elles ont une marche d'autant plus rapide que l'otite est intense. Au bout de quelques jours, de quelques heures même, la perforation de la membrane s'effectue pour constituer l'otorrhée caractéristique à cette maladie.

Quelquefois, chez les tuberculeux, rien ne marque le début de l'otite, et les symptômes subjectifs de la première période sont très peu bruyants. C'est seulement à la seconde période que l'on constate la perforation du tympan et dont l'otorrhée constitue le symptôme prédominant.

Nous ne fournirons aucune statistique sur la fréquence de ces otites, car des recherches plus spéciales doivent être faites dans cette voie, non seulement lorsqu'il est facile de constater l'otorrhée, mais encore à une période où on devrait la prévoir. En outre, que de fois nous échappe le suintement d'oreilles, soit par la négligence du malade, soit que notre attention se porte sur des troubles plus inquiétants.

Néanmoins, qu'il nous soit permis d'avancer à l'appui, par l'observation, les faits suivants : 1° Que l'otorrhée chez les tuberculeux est très souvent unilatérale ; 2° que l'otorrhée, presque toujours, se montre dans la première année de la tuberculose, dès lors le début doit se confondre avec l'apparition des tubercules ; 3° que les rapports de gravité entre la maladie générale et les manifestations auriculaires ne sont pas assez marqués.

A l'appui de ces faits, nous résumons dans un tableau 24 observations d'otorrhée chez les phthisiques, extraites de la thèse de M. Pourieux, Paris 1874 (Fréquence des fistules à l'anus, otites et panaris chez les tuberculeux).

Les complications de cette affection sont les conséquences de la production continue du pus de la caisse et se révèlent pendant la vie, par la paralysie de la face, des arthrites tempo-maxillaires et des symptômes méningitiques et cérébraux.

A l'autopsie on constatera des productions purulentes avec destruction des organes, dont les plus simples sont limitées à la caisse et les plus graves s'étendent aux méninges et au cerveau.

Tableau résumant 24 cas sur le début approximatif de l'otorrhée après les premières manifestations tuberculeuses.

Extrait de la thèse de M. Pourieux (Paris 1874).

1. — C. F. (Enfants Malades, M. Labric) otorrhée le septième mois, unilatérale.

2. — G. A. (ibid. M. Bouchut) otorrhée le dixième mois, unilatérale.

3. — D. A. (ibid. M. Roger) otorrhée le cinquième mois, unilatérale.

4. — K. E. (ibid. M. Labric) otorrhée le dixième mois, double.

5. — C. P. (Saint-Antoine, M. Dumontpallier) otorrhée le treizième mois, double.

6. — P. A. (ibid) ortorrhée le seizième mois, unilatérale.

7. — G. J. (ibid. M. Peter) otorrhée la deuxième année, unilatérale.

8. — M. J. (ibid. M. Bal) otorrhée le deuxième mois, unilatérale.

9. — L. L. (ibid. M. Proust) otorrhée le septième mois, unilatérale.

10. — S. A. (ibid M. Mesnet) otorrhée la deuxième année unilatérale.

11. — S. F. (ibid. M. Blachez) otorrhée au début, unilatérale.

12. — M. G. (ibid. M. C. Paul) otorrhée au début, unilatérale.

13. — B. C. (ibid. M. Dumontpallier) otorrhée le huitième mois, unilatérale.

14. — L. M. (ibid. M. Blachez) otorrhée la deuxième année, double.

15. — H. X. (Pitié, M. Desnos) otorrhée la troisième année, double.

16. — J. A. (ibid.) pas d'époque, unilatérale.

17. — B. P. (ibid. M. Lorain) otorrhée la deuxième année, unilatérale.

18 — M. N. (Lariboisière, M. Duguet) otorrhée le dix-huitième mois, unilatérale.

19. — L. S. (ibid.) otorrhée la première année, unilatérale.

20. — D. C. (Pitié, M. Desnos) otorrhée la première année, unilatérale.

21. — B. V. (Cochin, M. Bucquoy) otorrhée le dix-huitième mois, unilatérale.

22. — B. M. (ibid.) otorrhée le deuxième mois, unilatérale.

23. — P. A. (ibid.) otorrhée le quinzième mois, unilatérale.

24. — M. P. (ibid.) otorrhée la première année, double.

Observations résumant les symptômes auriculaires dans la tuberculose du pharynx.

Obs. I (Dr Sockelaïde, hôpital de Versailles, thèse Bellière, 7 septembre 1874). — Soldat, 23 ans, entré pour une angine aiguë. Phthisie au début. Dans la nuit du 17, bourdonnements et douleur vive aux oreilles. Otorrhée le 24. Le même jour, perforation des tympans.

Obs. II (Saint-Antoine, service du Dr Ball, thèse Bellière). — L..., 47 ans. Phthisie laryngée. Ramollissement pulmonaire double. Pharyngite granuleuse. Début de l'otite moyenne par des douleurs d'oreilles en même temps qu'une extinction de voix. Otite sèche double avec concrétion calcaire.

Obs. III (Saint-Antoine, 17 janvier 1874). — F. F..., 39 ans. Cachexie tuberculeuse. Diarrhée et mal de gorge. Surdité absolue, otorrhée. — *Autopsie* : Otite moyenne purulente double avec destruction de la membrane.

Obs. IV (Saint-Antoine, 20 mars 1874). — F. L... Phthisie à marche lente ; crachement de sang, prédisposé aux angines. Depuis trois jours et à la suite d'un fort mal de gorge, douleur très vive des oreilles. Trois mois plus tard, perforation du tympan gauche.

Obs. V (Saint-Antoine, 9 avril 1874). — B. H..., 42 ans. Phthisie pulmonaire à marche très rapide. Otite survenue peu après le début de la tuberculose. Maux de gorge, pharyngite granuleuse. Douleurs atroces de l'oreille gauche. Paralysie faciale. Arthrite temporo-maxillaire. Symptômes de début de ramollissement cérébral. — *Autopsie 4 juillet* : Dure-mère à la surface temporale vasculaire, cerveau ramolli à la même place et os temporal altéré. Plus de marteau, du pus dans les cellules mastoïdiennes et le labyrinthe. Nerf facial ramolli (cavernes pulmonaires).

Obs. VI (Saint-Antoine, 29 novembre 1873). — P. L..., 50 ans. Cavernes des deux poumons, à gauche bruit de pot fêlé. Cachexie. Pharyngite granuleuse. Otorrhée droite depuis longtemps. Oreille gauche normale. Le 3 décembre, paralysie faciale droite. — *Autopsie* : Tympan détruit, caisse remplie de pus. Marteau disparu. Oreille interne, méninges et nerf facial normaux.

B. Influence sur l'oreille moyenne, de l'angine et du coryza strumeux. — Les lésions strumeuses, dans l'appareil de l'ouïe, ne sont pas rares, car dans cette diathèse les manifestations tégumentaires, lymphatiques et osseuses, ont une tendance hypertrophique et ulcéreuse qui explique suffisamment ce phénomène. Du reste, les lésions pathologiques qui caractérisent spécialement les otites chez les strumeux, ont été interprétées d'une manière analogue à celles observées chez les tuberculeux et les syphilitiques. Nous ne reviendrons donc pas ici, sur ce qui a déjà été dit précédemment, nous nous bornerons à constater l'influence que peuvent avoir, sur l'oreille moyenne, l'angine et le coryza chez les scrofuleux.

L'angine et le coryza qu'on observe dans la scrofule sont une cause souvent prédominante dans le développement des otites scrofuleuses, comme d'autres fois ils entretiennent et prolongent la maladie auriculaire. Mais ainsi que dans l'affection strumeuse, les lésions de la cavité naso-pharyngienne sont très variables et les manifestations du côté de l'oreille ne présentent pas dans toutes les circonstances les mêmes caractères. C'est ainsi que nous examinerons les troubles de l'ouïe dans les diverses manifestations de cette cavité, adoptant pour ces observations, deux formes d'angine et de coryza scrofuleux, l'une superficielle, l'autre profonde.

Première forme. — Angine et coryza superficiels. — Cette forme est caractérisée par l'existence d'un catarrhe avec hypertrophie des glandes du pharynx qui, dans certains cas, peuvent acquérir le volume d'un gros pois ; ces glandes s'ulcèrent à leur partie supérieure, leurs bords sont sinueux et leur fond jaunâtre adipeux. Les parties qui entourent ces glandes ont une couleur rouge violacée. Cette coloration du pharynx a fait donner à cet état le nom d'aspect lardacé. Toutes ces parties sont recouvertes par des mucosités visqueuses abondantes et adhèrent fortement. Ces mucosités se dessèchent très rapidement et acquièrent une odeur fétide repoussante qui occasionne l'ozène. Le matin, au réveil, le malade est très gêné du côté de la gorge et il fait de nombreux efforts de déglutition pour détacher et faire descendre ces mucosités abondantes situées à la partie supérieure de la paroi postérieure du pharynx. Après avoir fait bien des efforts de déglutition et répété plusieurs fois le *hem* caractéristique, il parvient à les détacher ; alors si l'on examine ces mucosités on verra qu'elles portent assez bien l'empreinte de l'endroit où elles étaient attachées ; elles sont transparentes et élastiques dans toutes leurs parties ayant une adhésion assez grande. Le lieu d'implantation se fait souvent à l'ouverture des trompes comme nous avons pu le voir plusieurs fois ; aussi dans ces cas ne sera-t-on pas étonné de constater tout le cortège ordinaire du catarrhe des trompes : bourdonnements, bruits divers de coquillage, de cascade, de vent dans les feuilles, etc., avec diminution plus ou moins grande de l'acuité, principalement accentuée le matin par la gêne des crachats se trouvant au niveau des trompes. Ces troubles peuvent s'étendre à la muqueuse de la caisse et naturellement développer une otite moyenne chronique, qui peut quelquefois arriver à la purulence ; c'est ainsi du reste, que chez les strumeux on arrive à constater les cicatrices multiples du tympan.

Le malade n'accuse pas généralement de douleurs vives dans les oreilles, c'est ce qui prouve que quelquefois il ne s'aperçoit pas de cette affection. Aussi quand dans les commémoratifs le malade n'accuse pas d'écoulements antérieurs, il est facile de s'assurer que les renseignements qu'il donne sont faux, car l'examen des tympans révèle souvent des vestiges de perforations anciennes. C'est ainsi que l'on observe chez les scrofuleux des tympans présentant des lésions multiples, preuve certaine de l'ancienneté de la maladie.

Dans des cas plus graves, l'écoulement est assez abondant pour mouiller plusieurs cotons. Cet écoulement prend tous les caractères de l'otorrhée habituelle, mais comme l'os est fréquemment atteint, le pus acquiert une odeur fétide particulière. Dans ces cas l'otorrhée peut amener des complications dans les parties voisines. D'autres fois cette otorrhée prolongée produit un trouble général dans l'économie, trouble conduisant à la tuberculose.

Deuxième forme. Angine et coryza scrofuleux profonds. — Cette forme est caractérisée par la tendance envahissante et ulcéreuse, amenant la destruction des organes atteints, comme par exemple, destruction de piliers, du voile du palais qui est quelquefois flottant, etc... ; c'est en somme le lupus.

Mais nous ne voulons pas entrer dans de plus amples détails sur la nature de ces ulcérations, qu'on semble vouloir rattacher aujourd'hui, à la tuberculose.

L'on comprendra que de telles lésions doivent amener des désordres graves de la trompe, lorsque l'ulcération envahit ses bords. Non seulement l'ulcére pourra produire une obstruction ou une inflammation de ce tube, mais encore la cicatrisation pourra engendrer des brides venant fermer son ouverture pharyngienne.

Observation I (personnelle).

Angine scrofuleusé superficielle. Double catarrhe purulent.

Enfant, A. E..., 8 ans. Parents bien portants ; petit frère ayant un écoulemeut d'oreilles consécutivement à la coqueluche. Comme antécédents personnels il eût la rougeole et la coqueluche à l'âge de trois à quatre ans. Dans son enfance plusieurs éruptions de gourme se manifestèrent à la face et au cuir chevelu. — Mauvaise dentition. Le malade est sujet au coryza s'accompagnant presque toujours de plaques croûteuses à l'entrée des narines. Pas d'ozène. Pas de déformations du corps. Il a cependant actuellement plusieurs éruptions de nature strumeuse. Les ganglions du cou sont voluminenx. Un médecin conseilla des badigeonnages à la teinture d'iode sur cette région, ce qui, d'après le père, fit diminuer les ganglions.

Le petit malade se fait soigner, en même temps, pour une kératite phlycténulaire de la cornée gauche.

Du côté de l'organe de l'audition il n'accuse ni douleurs ni bourdonnements ; ce n'est que pour un écoulement abondant qu'il vient se faire soigner. Cette otorrhée date de huit à dix mois ; elle est assez abondante pour mouiller plusieurs cotons à la journée, d'une odeur très-fétide et présentant tous les caractères du pus.

L'acuité auditive à la montre est, pour l'oreille droite de 0,15 centimètres, pour l'oreille gauche de 0,20. La voix est entendue à partir de 1 mètre. La perception crânienne est bonne des deux côtés tant pour la montre que pour le diapason.

Par l'examen du pharynx on constate sur les piliers, le voile et la partie sous-palatine du pharynx une coloration jaunâtre, semblable à celle du tissu adipeux sous-cutané. Du reste cet état s'étend à l'épiglotte, aux éminences aryténoïdes et à l'infundibulum laryngien.

Les symptômes subjectifs du côté de la gorge sont presque nuls, car, hors la difficulté de la respiration produite par le gonflement de la muqueuse et par la sécrétion concrète qu'on découvre dans la voûte pharyngienne à l'aide de la rhinoscopie postérieure, le malade n'est tourmenté par aucun symptôme inquiétant.

Les trompes sont obstruées des deux côtés par les mucosités, et à l'aide du tube stéthoscopique on entend un gros râle muqueux, parfois comparable au gargouillement.

Les deux tympans présentent de vastes ulcérations ; leurs bords détruits sont accolés aux parois de la caisse et ont une coloration rouge vif, couverte de fines granulations ; la muqueuse de la caisse apparaît un peu plus pâle. En certains endroits les granulations s'étendent à cette membrane. Les osselets du côté droit paraissent complets. Du côté gauche on n'aperçoit qu'une partie du manche du marteau comme une apophyse mamelonnée suspendue au milieu de la caisse.

Observation II (personnelle).

Angine scrofuleuse. Otorrhée à répétition

Mlle R... F..., 21 ans, parents bien portants et vivant dans d'excellentes conditions hygiéniques. Elle est blonde et d'un tempérament lymphatique. Elle présente un engorgement ganglionnaire qui siège spécialement sous la mâchoire inférieure et sur les parties latérales du cou. Ces ganglions se montrèrent dès l'enfance, mais ils ne suppurèrent jamais. La malade offre tous les caractères de la constitution scrofuleuse ; mauvaise dentition, nez tuméfié de même que la lèvre supérieure, épiderme blanc et fin etc .. Dans l'enfance elle eut plusieurs maladies : coqueluche, rougeole, convulsions et plusieurs fluxions de poitrine. Mais à ces différentes époques, ses oreilles ne coulèrent pas. Il n'y a que trois ans que, pour la première fois, se déclara l'otorrhée. Cet écoulement fut très abondant, il dura un an à peu près, et cessa pendant un voyage qu'elle fit aux bords de la mer. Quelques mois après son retour à Paris, l'otorrhée recommença, mais ce nouvel écoulement ne fut pas de longue durée et à l'insu de la malade, il cessa complètement.

C'est depuis la disparition de cette affection qu'elle s'aperçut qu'elle devenait de plus en plus sourde. Elle ressentit à une certaine époque des douleurs et des bruits dans les oreilles, mais actuellement elle n'est plus tourmentée par ces phénomènes. L'acuité à la montre est nulle pour l'oreille gauche, de l'oreille droite la montre est entendue à 0,01 cent. La voix est perçue à partir de 0,60. La perception crânienne est mauvaise pour la montre et le diapason, à droite ; elle est faible à gauche.

Les trompes sont obstruées des deux côtés et par la rhinoscopie postérieure on peut constater des cicatrices au pourtour des orifices gutturaux des trompes. L'air passe dans les canaux tubaires en faisant entendre un sifflement aigu.

A l'examen du pharynx on voit que sa paroi postérieure est recouverte par des mucosités abondantes. Ces mucosités, plus abondantes le matin, sont rejetées difficilement après plusieurs efforts d'expiration et de déglutition. En certains endroits la muqueuse pharyngienne a une couleur rouge violacée. Sur les piliers postérieurs et le voile du palais, on peut constater des cicatrices, vestiges d'anciennes ulcérations ; ces cicatrices sont plus blanches et plus nacrées que le restant de la muqueuse, elles déforment aussi le voile du palais qui est comme tiraillé et plus relevé.

Par l'exploration rhinoscopique postérieure on voit que les cornets du côté gauche ne présentent rien d'anormal ; seul le cornet moyen est un peu plus développé que normalement. La partie supérieure du pharynx est légèrement rétrécie et recouverte de mucosités sur le pourtour de la trompe gauche.

Observation III (personnelle).

Angine et coryza scrofuleux. — Destruction des tympans. — Otorrhée à répétition.

E. C... 17 ans, issu d'un père strumeux et d'une mère un peu âgée à la naissance de son fils unique. Le jeune homme est d'un tempérament faible, souvent malade et présente tous les caractères d'une constitution strumeuse. A la suite de la rougeole, il y a douze ans, ses oreilles ont coulé pendant un temps assez long. Cette otorrhée s'est tarie insensiblement, mais depuis cette première manifestation auriculaire, le malade est souvent tourmenté par des douleurs dans les oreilles et des bruits de diverse nature. Ces bruits sont surtout comparables à celui que produit le vent dans le feuillage. Quelquefois, il a aussi une sensation de plénitude dans les tempes, de résonnance de la voix dans le crâne, et même d'étourdissements et de vertiges. La surdité a toujours fait des progrès.

Aujourd'hui 15 décembre 1883, la montre est entendue de l'oreille gauche à 0,05 centim. et de l'oreille droite au contact du pavillon. La voix n'est entendue que lorsque l'on parle haut. La perception crânienne est mauvaise des deux côtés pour la montre et le diapason.

Le malade accuse, en outre, tous les symptômes qui caractérisent un état inflammatoire chronique de la cavité nasale et pharyngienne ; bouche ouverte, respiration nasale difficile, sommeil agité, éternûment, mucosités abondantes par la bouche et le nez, etc...

Indépendamment des manifestations de la cavité naso-pharyngienne et auriculaires, le malade présente plusieurs stigmates de sa constitution scrofuleuse, ainsi les ganglions latéraux du cou sont engorgés de même que ceux de l'aine et de l'aisselle ; plusieurs ganglions sous-maxillaires ont suppuré ; les cicatrices sont caractéristiques. Il présente encore un gonflement du premier orteil gauche. Son corps n'offre aucune déformation, il est au contraire d'une taille élancée pour son âge.

A l'inspection objective de la cavité naso-pharyngienne on constate du côté du nez : muqueuse boursouflée, cornets inférieurs hypertrophiés, mucosités abondantes, pas d'ulcérations. Du côté du pharynx, quelques ulcérations occupent la paroi postérieure du pharynx, les piliers et le voile du palais. Ces ulcérations sont indolentes, ne dépassant pas quatre ou cinq millimètres ; une seule un peu plus étendue siège sur le côté gauche du voile du palais ; leur couleur est jaunâtre, comme graisseuse, recouverte de mucus adhérent qui rappelle les croûtes d'impétigo. Par places on voit des cicatrices nacrées, tiraillant la muqueuse, ce qui lui donne un aspect irrégulier. L'infundibulum laryngien et jusqu'à l'épiglotte présentent une teinte violacée. On voit en outre sur la paroi postérieure du pharynx une traînée de mucosités concrètes qui semble glisser sur la muqueuse, sans l'humecter. Les amygdales sont un peu plus volumineuses que normalement.

Par la rhinoscopie postérieure on voit la muqueuse entourant l'ouverture des trompes, hypertrophiée. Ces ouvertures sont tiraillées par des brides, aussi arrive-t-on difficilement à faire pénétrer le cathéter pour l'insufflation de la caisse. L'extrémité postérieure du cornet moyen gauche forme une saillie prononcée dans la cavité pharyngienne. Le cornet moyen droit est moins saillant, malgré tout les cornets supérieurs sont complètement masqués par les cornets moyens. Le bord postérieur de la cloison est sinueux et très épaissi.

A l'auscultation des trompes, l'air qui pénètre fait entendre des bruits muqueux variables.

Par l'examen des oreilles on voit que les deux conduits sont normaux. Les tympans des deux côtés sont complètement déformés, opaques et présentent la plus grande variété des lésions de la vieille otite.

C. Influence de la syphilis sur l'oreille moyenne. — Les manifestations syphilitiques sont très fréquentes dans l'appareil de l'ouïe. Elles peuvent être la conséquence de lésions très diverses, soit de l'appareil transmetteur, soit de l'appareil récepteur. De plus ces diverses lésions ne sont pas incompatibles entre elles ; elles peuvent coïncider, s'ajouter, se provoquer et se propager. On aura ainsi la plus grande variété dans les causes d'un effet, toujours le même. Mais parmi les accidents de la syphilis nous laisserons de côté ceux qui se produisent directement sur l'oreille moyenne pour ne parler que des lésions, par propagation de la syphilis, de la cavité naso-pharyngienne.

Toutes les lésions de la syphilis, du pharynx, qu'elles soient des manifestations primitives, secondaires ou tertiaires de cette maladie, peuvent déterminer des troubles auditifs, si ces lésions atteignent la trompe d'Eustache.

Les accidents primitifs sont rares, cependant plusieurs cas furent observés. Il y a 20 ans le Dr Fournier a publié le premier cas. Il s'agissait d'un jeune homme qui, ayant consulté un spécialiste, fut soumis à un traitement par les insufflations d'air dans la trompe. Ce malade présentait une vaste ulcération de la région sus-palatine que le Dr Ricord déclara être syphilitique. A la suite de cette observation MM. Ricord, Lallier, Fournier, Gubler, Gosselin, Vigla, Hillairet, Bucquoy, etc... signalèrent de nouveaux cas analogues à celui que nous venons de rapporter. Ces accidents se produisaient toujours à la suite du cathétérisme de la trompe, pratiqué par le même médecin. M. Baratoux a signalé un nouveau cas chez une femme de 63 ans (1), et récemment encore il en a observé un autre chez un jeune homme.

1. *Pathologie et thérapeutique générale de l'oreille*, Paris 1882, p. 71.

Le chancre occupe, ou le pourtour de la trompe, ou la région sus-palatine ; il est accompagné d'adénopatie des ganglions sous-maxillaires ou cervicaux postérieurs. Il est remarquable que dans tous ces cas, la syphilis a été grave. Les accidents secondaires et tertiaires se sont montrés rapidement. Les malades présentaient de l'ozène et de la surdité dûs à l'inflammation ou à l'obstruction de la trompe, par l'ulcération syphilitique.

Les accidents secondaires de la syphilis dans la cavité naso-pharyngienne sont plus fréquents, aussi voit-on plus souvent dans ces cas, les complications auriculaires. En effet Schwartze, Lowemberg et plusieurs autres auteurs, ont pu découvrir, à l'aide du rhinoscope, dans la trompe ou dans leur voisinage, des lésions semblables à celles qu'on observe par la simple inspection dans le canal naso-pharyngien. Ces lésions peuvent donc entraîner des troubles considérables dans les fonctions de cet organe, soit par la propagation de la maladie elle-même, soit par l'extension de l'inflammation, soit encore par les cicatrices qu'ils peuvent laisser à leur suite.

Cependant si, dans l'inflammation légère de ces régions, il ne se produit pas toujours des troubles de l'ouïe, il n'en est pas de même lorsque la pharyngite spécifique amène une inflammation prononcée de la muqueuse recrouvrant les piliers, ou lorsque les ulcérations se produisent dans le voisinage de la trompe. Dans ces cas, lorsque les accidents se limitent à la trompe, le malade accuse tous les phénomènes de l'obstruction de ce conduit : bruits de coquillage, sensation de plénitude dans l'oreille, affaiblissement de l'ouïe, etc.

Mais généralement l'inflammation ne se circonscrit pas à la trompe, elle envahit la caisse et devient alors une cause de surdité assez marquée. Cette surdité marche avec rapidité, car au bout de quelques mois la montre est entendue avec peine au contact du pavillon de l'oreille; la perception crânienne suit le même progrès. Trœltsch et Hinton avaient même établi, comme caractère spécial de la surdité syphilitique, la diminution de la transmission des vibrations sonores par les os du crâne. Ce phénomène prouverait, selon Politzer, que le labyrinthe n'est pas étranger à la maladie. Du reste l'inflammation de la caisse dans la syphilis s'accompagne fréquemment d'un état congestif de l'oreille interne pouvant donner lieu à des exsudations qui déterminent souvent une surdité subite (Gruber) outre les signes ordinaires du catarrhe chronique de la trompe et de la caisse; le tympan présente une coloration gris terne, plombée ou cuivrée avec un état spécial à cette affection qui a frappé tous les médecins otologistes.

Dans certains cas, les phénomènes inflammatoires de la caisse déterminent une inflammation purulente qui peut passer à l'état chronique. D'autres fois la syphilis produit une inflammation du périoste des osselets et de la caisse avec douleurs à exacerbations nocturnes. Mais nous ne croyons pas que cette périostite soit secondaire à l'inflammation du pharynx, elle est plutôt primitive comme cela arrive pour les autres os de l'économie.

Enfin selon Gruber et Schwartze, l'otite syphilitique peut présenter deux formes : une forme catarrhale ou suppurative consistant en une desquamation épithéliale pouvant ulcérer la membrane et produire sa perforation ; cette forme peut guérir. Dans l'autre, l'otite est sèche, et les auteurs la dénomment *périostite chronique de la caisse*. Dans ce cas le tympan est fortement refoulé contre le promontoire, sa coloration est opaque, quelquefois cuivrée ; les lésions consistent en l'hypertrophie du marteau et de la caisse, en l'ankylose de l'étrier et principalement de la paroi du labyrinthe qui s'accompagne souvent de son hypertrophie (5 cas d'autopsies, Gruber, 6 cas Schwartze).

Ajoutons que si les ulcérations de la trompe déterminent des cicatrices fermant complètement ce canal, il est évident qu'il s'ensuirait des bourdonnements et une surdité des plus réelles.

Observation I (personnelle).

Mme B... 37 ans, se maria à l'âge de 16 ans; 3 ans après son mariage, elle contracta la syphilis, ensuite vinrent la roséole, les plaques muqueuses et la perte des cheveux. Sur le conseil de son mari elle prit pendant 3 mois du sirop de salsepareille et de l'iodure de potassium.

Elle éprouva il y a une année, une douleur vive dans la gorge, sa voix s'éteignit et son ouïe diminua sensiblement. A la consultation laryngoscopique de Lariboisière on lui fit quelques cautérisations au nitrate d'argent et on lui fit suivre un traitement mixte. Elle constata une amélioration notable du larynx, mais elle accusait constamment des douleurs profondes dans la gorge et derrière l'œil. Voyant que son mal ne guérissait pas, elle se mit entre les mains d'un médecin homéopathe qui la soulagea pendant les 15 premiers jours du traitement seulement. Au bout de 3 mois, ne ressentaut aucune amélioration, elle renonça à tout traitement.

Elle ressentit alors quelques vagues douleurs dans les fosses nasales, et le matin elle rendait beaucoup de mucosités. La malade resta pendant 6 mois dans cet état, faisant de temps en temps quelques injections nasales, d'eau de guimauve, prenant parfois un peu d'iodure de potassium.

C'est alors qu'elle nous fut adressée.

Elle se plaint d'une sécheresse de gorge, de mucosités adhérant au pharynx, d'une diminution de l'odorat, de bourdonnements (bruit de coquillage) et de l'affaiblissement de l'ouïe du côté gauche. En effet la montre n'est entendue qu'à 25 centimètres, et la voix à 1 mètre. La perception crânienne est bonne.

A l'examen de la gorge nous constatons diverses ulcérations sur le bord gauche de la langue, au niveau des deux dernières molaires; une large cicatrice sur la paroi postérieure du pharynx, derrière la luette, ainsi que dans le nez, vers le tiers postérieur du côté gauche de la cloison.

A la rhinioscopie postérieure on aperçoit une ulcération allongée, siégeant à l'union des parties latérales du pharynx avec la partie supérieure de l'orifice postérieur des fosses nasales. Deux autres ulcérations siègent, l'une à la partie supérieure du bord postérieur de la cloison, l'autre à son tiers supérieur, cette dernière empiétant sur la face droite de la cloison. On constate, en outre, une ulcération à la partie supéro-postérieure de l'orifice pharyngien de la trompe gauche.

Le tympan gauche est légèrement gris rougeâtre, le manche du marteau est rétracté et le triangle lumineux déformé est remplacé par une tache brillante.

Après un traitement général (sirop de Gibert, iodure de potassium) et un traitement local (attouchement au nitrate d'argent et de mercure, avec insufflation de poudre de nitrate d'argent et insufflation d'air dans la trompe gauche) d'une durée d'environ 3 mois, la malade nous quitta ne présentant plus la moindre trace de manifestation spécifique, et pouvant très bien suivre une conversation.

Observation II

(Communiquée par M. Baratoux).

M. V..., 20 ans et demi, employé de commerce. Pas d'antécédents héréditaires au point de vue de la surdité. Étant jeune a eu un peu de gourme et des maux d'oreilles pendant deux ans, à l'âge de 9 ans. Les oreilles coulèrent peu ; mais il a eu des douleurs aiguës qui durèrent assez longtemps. Surdité assez marquée pendant cinq ou six mois, mais il fut moins sourd pendant le reste de la maladie.

Depuis il est très sensible des oreilles. Il lui suffit du moindre refroidissement pour avoir des douleurs aiguës. Ainsi l'action de passer devant une porte cochère, sans coton dans les oreilles, lui produit une sensation douloureuse.

Depuis l'enfance, pas d'écoulement d'oreilles. Pendant deux ans (1873-74), il fit un travail assez pénible et pendant ce temps il ne souffrit pas des oreilles.

Il a contracté la vérole au mois d'août 1878, et a commencé un traitement en septembre. Ce n'est qu'au commencement du mois de décembre de la même année qu'il eut de la surdité, venue sensiblement en quatre ou cinq jours, et c'est vers le 20 ou 25 décembre qu'elle atteignit son maximum.

Vers le 20 de ce mois il ressentit des bourdonnements comparables à un bruit de vapeur. Lorsqu'il marchait les bourdonnements étaient plus forts et le bruit de ses pas retentissait dans la tête. Les bourdonnements ont disparu depuis le 2 janvier 1879.

Depuis le mois de novembre, laryngite syphilitique ; le 15 décembre la laryngite existait encore, mais faiblement, alors le malade prit froid et contracta un rhume qui augmenta sa surdité.

Aujourd'hui 12 janvier 1879, le malade nous consulte. Le rhume a presque complètement disparu.

A l'examen, on constate au fond de la gorge, sur les piliers autour du voile du palais, de nombreuses plaques muqueuses ; il y en a encore quelques unes sur la face interne des joues et sur la face posrieure de la lèvre inférieure. Ganglions à l'union de la branche montante du maxillaire inférieur avec la branche horizontale ; ganglions très prononcés à droite. Ganglions du cou pris principalement à droite.

Pas de bourdonnement. Perception crânienne meilleure à gauche, cependant bonne à droite. Le diapason est mieux entendu à gauche. Acuité à la montre, oreilles ouvertes ou fermées, droite de 0,03 centimètres, gauche de 0,12.

Par le procédé Valsalva on n'entend rien à droite ; à gauche quelques râles muqueux. Par le cathétérsme on entend très bien les râles muqueux à gauche ; à droite, il y a accolement des parois de la trompe ce qui empêche le son d'arriver à l'oreille.

Après une injection de benjoin, le malade sent ses oreilles plus dégagées. La voix était bien entendue à 3 mètres à gauche, et à droite à 2 mètres 50 centimètres.

Le 24 janvier, la perception crânienne est bonne des deux côtés. Le diapason est mieux entendu à droite.

Acuité de la montre, de l'oreille droite à 0,75 centimètres, de l'oreille gauche à 0,90.

A l'auscultation on entend un souffle à droite ; à gauche râles muqueux fins au début, souffle rude à la fin du cathétérisme.

Le malade n'est presque plus enrhumé. Les amygdales sont moins gonflées à droite.

Le 1er février l'acuité de la montre est pour l'oreille gauche de 0,90 centimètres et pour la droite, de 0,10. Le diapason est mieux entendu à droite, l'oreille fermée. Le son résonne beaucoup à droite.

Tympan droit, pas de triangle lumineux, tympan gris bleuâtre, légèrement gris blanchâtre à l'extrémité et à la partie postérieure du manche du marteau dont l'extrémité est un peu tirée en dedans ; au dessus et en avant de l'apophyse externe est une surface de 1 millimètre carré bien limitée, concave en dehors et très lumineuse ; de son extrémité supérieure part une ligne très éclairée ; quelques vaisseaux sur le manche du marteau et sur la partie postéro-supérieure de la membrane. Trompe droite, souffle tubaire.

Tympan gauche, vaisseau sur le manche du marteau non rétracté, triangle lumineux normal.

Le 12 février, l'acuité de la montre est pour l'oreille droite de 1 mètre, et pour la gauche de 1^{m}, 10 centimètres.

A cette date il ressent des bourdonnements dans l'oreille gauche, disparaissant par la pression de l'auriculaire postérieur et de la carotide ; ils restent quelque temps sans reparaître après la compression.

Il nous quitta à cette dernière date dans un état assez satisfaisant quant à son affection auriculaire. Mais, quelque temps après, nous apprîmes par un de ses parents qu'il avait contracté une fièvre typhoïde dont il mourut.

D. Influence sur l'oreille moyenne de l'angine arthritique. — Malgré tous nos efforts pour indiquer les particularités qui peuvent différencier les manifestations pharyngiennes attribuées à l'arthritisme, à la diathèse goutteuse ou rhumatismale, nous n'avons pu tirer un tableau distinctif assez satisfaisant entre ces maladies et principalement entre les différences assez tranchées dans ces retentissements auriculaires. Nous engloberons donc les maladies constitutionnelles connues sous le nom de rhumatisme chronique, goutte, arthritisme, dartre, dans une description commune, l'arthritisme.

Quant aux lésions qui caractérisent ces affections, nous pourrions encore soulever de nombreuses théories présentant les unes et les autres le seul caractère commun de la difficulté de la démonstration pratique ; c'est ainsi qu'on a parlé de toutes les manifestations auriculaires du côté des osselets et de la caisse, semblables à celles des grandes articulations ayant pour point de départ les maladies internes diathésiques (dépôt de matière tophacée, altération des articulations).

Nous n'entrerons pas ici dans le développement de ces théories, mais nous constaterons un fait bien connu, c'est que dans le cours de ces diathèses on trouve assez souvent une angine ou pharyngite très remarquables qui doivent être la cause primordiale des troubles de l'oreille.

Voici du reste, les lésions que l'on rencontre le plus souvent du côté du pharynx, dans ces affections :

La muqueuse pharyngienne présente une coloration rouge brique, lisse, tuméfiée ; les piliers ainsi que le voile du palais ont une coloration rouge foncé ; les piliers sont épaissis et ont souvent une direction verticale. Derrière les piliers postérieurs apparaissent comme de *faux piliers* un repli de la muqueuse saillant lorsque le malade contracte ses muscles du voile du palais. Dans certains cas la muqueuse est tellement boursouflée que le pharynx a diminué de volume. Cette cavité a pour ainsi dire la forme d'une gouttière à concavité antérieure. Sur le fond se détachent quelques glandes peu volumineuses ayant une coloration rouge carmin entourée d'un fin réseau vasculaire. Au reste, ces mêmes caractères s'observent du côté de la trompe, c'est-à-dire, hypertrophie des glandes avec vascularisation exagérée.

Ajoutons que les troubles fonctionnels du côté de la gorge ne sont pas très inquiétants, car les malades ne se plaignent pas la plupart du temps, quelquefois ils n'accusent qu'une sensation désagréable de sécheresse en avalant, ou occasionnée par les mouvements de la langue ; souvent aussi, le matin, ils ont des expectorations pituitaires et comme dans tous les cas d'angine chronique, c'est également le matin qu'ils entendent moins bien, parce que les mucosités gênent le renouvellement de l'air dans la caisse du tympan.

Les observations précédentes sont celles constatées le plus souvent dans ces diathèses constitutionnelles. Cependant chez certains individus herpétiques, dyspepsiques etc., on peut voir des maladies cutanées (érythème, herpès, eczéma) dépendant de leur état constitutionnel et par conséquent des éruptions dans la muqueuse naso-bucco-pharyngienne (coryza, herpétique, épistaxis, éruptions aphtheuses) se rapportant à celle qu'on observe sur la peau. Cet état donnera à cette inflammation un caractère momentanément aigu qui agira, par influence, de la même manière, sur l'appareil de l'ouïe.

Les symptômes auriculaires se rapprochent beaucoup de ceux que nous avons rencontrés chez les personnes qui ont été atteintes de rhumatisme aigu et principalement chez celles qui ont eu plusieurs atteintes répétées. En effet les symptômes objectifs sont ceux de l'otite moyenne chronique présentant des lésions de l'oreille moyenne en rapport avec l'ancienneté de la maladie. L'oblitération des trompes d'Eustache est constante ainsi que nous l'avons déjà dit.

Les symptômes subjectifs du côté de l'oreille sont les bourdonnements qui manquent rarement, la surdité arrivant souvent jusqu'à la cophose et parfois des vertiges dus à l'ankylose des osselets mais principalement de l'étrier. Cette dernière lésion peut arriver sournoisement ; il y a alors, soudure de la platine de l'étrier à la fenêtre ovale, parfois sans compression du liquide labyrintique.

Enfin la transmission des sons, par les os du crâne, est fréquemment très mauvaise et même nulle.

Les lésions de l'oreille moyenne chez les arthritiques sont généralement d'un pronostic défavorable. Dans certains cas l'athritisme peut agir directement sur l'oreille interne; mais nous n'avons pas à nous occuper ici de cette manifestation.

Observation I (personnelle).

Rhumatisme chronique primitif. Angine et troubles auriculaires. (8 février 1883. Clinique du Dr Baratoux).

M. J. C..., 44 ans, compositeur. Antécédents rhumatismaux du côté de la mère ; un oncle maternel eut aussi du rhumatisme. Comme antécédents personnels il fit une fièvre typhoïde à l'âge de 18 ans et il a des douleurs articulaires depuis deux ans. Les renseignements sur le début de ses douleurs sont un peu vagues et il assure qu'elles consistaient en douleurs très supportables au niveau des articulations qui ne sont actuellement ni gonflées ni déformées.

Du côté de la cavité naso-pharyngienne il s'aperçut, il y a six mois seulement, de l'incommodité qu'il ressent en avalant ; il se plaint aussi d'avoir le nez comme bouché, principalement le matin ; c'est aussi à ce moment qu'il entend le moins.

Le patient prétend n'avoir jamais eu de douleurs dans les oreilles, quelquefois des bruits qui ne duraient pas longtemps ; mais depuis plusieurs mois la surdité a toujours progressé.

Examen du pharynx. — Les amygdales sont très petites, les piliers épaissis et verticaux. Toute la paroi postérieure du pharynx est enflammée dans la partie inférieure ; la muqueuse a une coloration rouge foncée, mais dans la partie supérieure elle offre une teinte rouge brique caractéristique. La surface entière du pharynx est luisante et recouverte par un mucus visqueux et adhérent. Dans les fosses nasales existe un épaississement de la muqueuse qui est aussi recouverte de mucosités, mais on ne trouve ni croûtes ni ulcérations.

Examen auditif. — L'acuité auditive pour la montre est, de l'oreille droite, de 0,07 centim., et pour l'oreille gauche, de 0,05. La perception crânienne est mauvaise des deux côtés.

Par l'examen objectif on découvre que les deux tympans sont très rétractés ; les manches des marteaux sont perçus en raccourci ; la membrane de Schrapnell est projetée au dehors et présente une coloration rouge injectée.

On institua dès le premier jour un traitement général et un traitement local pour la pharyngite. Cependant la surdité est peu modifiée, quoique la pousse subaiguë ait disparu. Le malade présente tous les caractères de l'angine rhumatismale chronique.

Observation II (personnelle)

Rhumatisme chronique consécutif aux rhumatismes aigus. Maux de gorge. Troubles auriculaires.

(Cliniq. du Dr Baratoux, 1883).

M. P..., âgé de 52 ans, employé, ne donne aucun antécédent héréditaire. Est atteint de rhumatisme depuis douze ans. Il prit pour cette affection du salicylate de soude à plusieurs reprises. En ce moment on lui fait des badigeonnages à la teinture d'iode sur les articulations du genou et du coup de pied. Ces articulations sont gonflées et le siège de douleurs. Le malade suit, en plus, un traitement général pour son état constitutionnel. Depuis sept mois, maux de gorge, accompagnés au moindre refroidissement de bruits comparables à un souffle lent ; jamais de douleurs d'oreilles, quelquefois des vertiges, mais rarement. Cophose complète de l'oreille droite ; entend la montre à 0,30 centim. de l'oreille gauche. La perception crânienne est nulle du côté droit pour la montre et le diapason ; du côté gauche très faible pour la montre, bonne pour le diapason.

La gorge présente le type des angines rhumatismales dont nous avons donné le tableau : muqueuse lisse, rougeâtre, piliers épaissis, faux piliers, pharynx rétréci, glandes fines, plus foncées que le reste de la muqueuse.

Les trompes sont incomplètement obstruées, car l'insufflation, par la méthode Politzer, laisse passer l'air par moments, ce qui amène quelques petits étourdissements passagérs mais produisant aussi une amélioration sensible pour la surdité, qui dure pendant plusieurs heures.

Examen des tympans. — Le droit présente trois petites taches brillantes, perlées à la partie supérieure près de l'apophyse externe ; à cette partie la membraue est rouge, le restant blanc excavé ; on aperçoit le triangle lumineux comme coupé en deux. Le tympan gauche est aussi projeté dans la caisse et ne présente pas d'autre particularité remarquable. Les deux tympans examinés au moyen du spéculum pneumatique montrent leur mobilité.

Observation III (personnelle).

Goutte récente. Angine. Vieille otite moyenne.

(Cliniq. du Dr Baratoux, 12 février 1883).

M. J... âgé de 47 ans, caissier dans une maison de commerce, constitution obèse et sanguine, n'a jamais fait de maladie grave à garder le lit. Depuis plusieurs années se fait traiter pour une dyspepsie se manifestant par l'inappétence, des vomissements et des fois par de la diarrhée ; il y a aussi de la cystite. Cet état est, du reste, héréditaire, car il raconte que son père, un frère et divers membres de sa famille sont atteints de dyspepsie.

Le malade ne présente aucune manifestation du côté de la peau, mais la muqueuse naso-pharyngienne est souvent enflammée lui occasionnant fréquemment du coryza et de l'angine qui, dans certains cas, lui donnent des bourdonnements dans les oreilles, des sifflements et des douleurs qui se propagent principalement du côté de la nuque.

Depuis un mois, une autre complication est venue s'ajouter à ces troubles, chez notre malade. A cette époque, il ressentit tout à coup, au milieu de la nuit une douleur intense au mollet, premier accès annonçant son affection goutteuse. Ces douleurs se renouvellent tantôt à la même place, tantôt dans la cheville du pied ou au gros orteil. Ce dernier organe est aujourd'hui gonflé, rouge et empâté.

Nous ferons remarquer qu'avant cet accès de goutte, le malade n'était pas très sourd, car il entendait distinctement le mouvement de la montre à une distance éloignée, mais depuis, la surdité se prononça, pour ainsi dire, d'une manière spontanée, sans que cette cause accentuât les symptômes pharyngiens. Ce fait démontre donc que dans cette maladie, déjà facile à confondre avec certaines manifestations rhumatismales, il existerait peut-être des symptômes auriculaires à elle propres et utiles à connaître. Malheureusement le petit nombre d'observations ne suffit pas pour établir définitivement cette distinction. Le malade présente, en plus, du côté du pharynx, des signes que nous trouvâmes souvent chez les rhumatisants et qu'on pourrait attribuer comme une conséquence des troubles auriculaires.

Examen du pharynx. — Les piliers cachent complètement les amygdales ; les parois postérieures et latérales du pharynx sont rapprochées et toute la muqueuse qui recouvre cette cavité présente sur les bords de faux piliers très-saillants avec quelques granulations sur les bords de ces faux piliers. Ajoutons que la muqueuse, brillante, a une coloration rouge jaunâtre, marbrée par les saillies vasculaires. La rhinoscopie postérieure est difficile à cause de l'étroitesse du pharynx dans cette partie ; aussi les trompes d'Eustache sont-elles obstruées comme on le constate par le procédé de Politzer, le cathétérisme etc.

Examen auriculaire. — Les symptômes fonctionnels sont : la diminution de l'acuité auditive, depuis un mois qui est réduite pour les deux oreilles, à entendre le mouvement de la montre, seulement au contact du pavillon ; les bourdonnements sont rares et intermittents (bruit de coquillage). Il a eu un seul vertige il y a huit jours ; ce vertige fut très-pénible.

La perception crânienne est nulle des deux côtés pour la montre et très faible du côté droit pour le diapason.

A l'examen objectif des tympans on reconnaît facilement le type de la sclérose généralisée des tympans avec adhérences multiples des osselets, avec cette membrane; les os sont, pour ainsi dire, groupés dans la partie supérieure; on remarque, en outre, sur le tympan droit une surface lumineuse ayant la forme d'un 8 et correspondant au triangle lumineux. Les deux tympans sont immobiles.

Enfin ces troubles auriculaires semblent être très rebelles car malgré un traitement bien institué et un régime approprié que la bonne volonté du malade rendit faciles, nous n'obtînmes que de très médiocres résultats.

CHAPITRE IV

INFLUENCE SUR L'OREILLE MOYENNE DES ANGINES ET CORYZAS TOXIQUES.

Les principaux agents qui ont une action élective sur la muqueuse naso-pharyngienne sont : l'alcool, le tabac, le brome, l'iode et la belladone. Les uns ont généralement une marche chronique, tels sont l'alcool et le tabac, les autres ont une forme aiguë. Les lésions auriculaires qui dépendent de ces causes ont une relation en rapport avec cette marche.

§ 1. **Tabac. Alcool.** — En oculistique on a fait jouer un grand rôle étiologique à l'intoxication nicotique dans l'atrophie du nerf optique. C'est qu'en effet le tabac, et surtout le tabac et l'alcool marchant de pair, sont très pernicieux pour le cœur, les vaisseaux et les nerfs, dont ils favorisent les dégénérescences graisseuses qui conduisent à la transformation régressive du tissu nerveux. Cette action nicotinoalcoolique que nous avons constatée maintes fois comme cause d'amblyopie est aussi, nous en sommes convaincu, un mauvais agent pour le nerf acoustique. Dans les cas les plus simples il se traduit par une diminution de l'ouïe et dans les cas les plus graves par la cophose.

Indépendamment de l'action névritique du tabac, il existe des troubles auriculaires dus à l'influence de la pharyngite chronique, compagne assidue des fumeurs. Dans ces cas les premiers symptômes dépendront, par conséquent, de l'obstruction de la trompe pouvant quelquefois entraîner la suppuration de la caisse ainsi que le démontre l'observation II extraite de la thèse de M. Turbeaux.

Observation I (personnelle).

M. R. S...., commis-voyageur, 41 ans, a toujours joui d'une assez bonne santé. Il prétend n'avoir jamais fait d'excès alcooliques, cependant il avoue boire de temps en temps et être un fumeur consommé. Il a contracté cette habitude étant très jeune, à 18 ans il était déjà grand fumeur. Il n'y a que deux ou trois qu'il est incommodé. Il a remarqué à cette époque, pour la première fois, un goût désagréable dans la bouche, le matin en se levant, quelquefois accompagné de pituites. Ce trouble disparaît complètement après son premier déjeuner pour reparaître à 5 ou 6 heures avec des sentiments de chaleur, de râclement et même de douleur dans l'arrière-gorge, principalement lorsqu'il avale sa salive. Depuis 10 à 12 mois il a constaté un autre symptôme plus inquiétant qui lui révéla que les mouvements de déglutition lui occasionnaient des douleurs derrière la gorge ou dans les tempes. Pour calmer ces douleurs il presse fortement cette région au devant du tragus. Ces troubles ont fortement changé le caractère de M. R. S..., car depuis 3 mois il devient sourd surtout à la maison. Le jour et dans la rue il entend bien, c'est seulement lorsqu'il est très fatigué que le bruit du monde et des voitures l'impatiente.

Voici son état actuel : la gorge présente une série de petites éminences rouge grisâtre, et formant comme un semis dans tous les organes de cette cavité. Cette dernière se détache de la surface rouge injectée de la muqueuse bucco-pharyngienne qui est boursouflée en certains endroits ; la langue même n'échappe pas à cette phlogose Il a de la stomatite des buveurs.

L'état des trompes que nous examinons premièrement par le procédé de Politzer nous révèle leur obstruction, car le bruit produit par le passage de l'air est fin et sifflant.

La perception crânienne est bonne des deux côtés. L'acuité auditive est diminuée, elle est de 0,10 cent. dans l'oreille droite et de 0,20 dans l'oreille gauche. Par l'examen des tympans nous découvrons qu'ils sont fortement rétractés. Le gauche présente en plus une incrustation calcaire dans la zône antéro-supérieure. Avec le spéculum pneumatique, et en aspirant l'air du conduit, la membrane a toute sa mobilité.

Malgré les idées peu éclairées du malade et ses affirmations contraires, nous lui assurons que sa maladie ne résultait que du tabac et de la boisson.

On lui conseille un gargarisme émollient et on lui touche la gorge avec une solution de rathania à 1/20, en lui recommandant surtout de s'abstenir de boire et de fumer.

Le malade a tenu sa parole pendant quinze jours, aussi à sa grande surprise entend-il mieux. Le bruit des voitures ne le tourmente plus, la gorge prend un aspect rosé, etc.

Malheureusement l'ardeur et le courage du début faiblirent, car le malade ne revint plus à la clinique.

Observation II (personnelle).

M. Turbeaux (Thèse, Paris 1879) nous fournit l'observation d'un fumeur dont l'obstruction de la trompe entraîna la suppuration de la caisse. Il s'agit de M. G..., 53 ans, homme robuste et sanguin, atteint de surdité et de bourdonnements. La gorge est granuleuse, la luette rouge et pendante. Perception bonne à gauche et à droite. Acuité auditive prise avec la montre, à droite au contact, à gauche à 0,01 cent. Obstruction des trompes. Liquide dans les caisses, car les tympans sont concaves, ternes, gris sale et le triangle lumineux n'est plus visible.

§ II. **Iode. Brome.** — L'action de ces deux agents sur les muqueuses est bien connue. Ils produisent dans la bouche une saveur piquante et la sécheresse du pharynx. Quelquefois survient une véritable angine avec exagération de la sécrétion salivaire. Au début, ces symptômes sont souvent accompagnés de coryza plus ou moins violent avec céphalalgie frontale et quelquefois de troubles auriculaires résultant, soit de l'inflammation de la cavité naso-pharyngienne, soit de l'inflammation primitive ou encore, plus probablement des actions réunies de ces deux causes. Ajoutons que le coryza, l'angine et le larmoiement sont beaucoup moins marqués dans l'administration des iodures. Aussi, dans ces cas, les troubles auriculaires sont très rares.

§ III. **Belladone et autres agents névro-musculaires.** — Lorsque la belladone est employée à dose faible et ne dépassant pas 0,01 à 0,02 centigrammes, il est rare de voir apparaître des phénomènes cérébraux. Le malade n'est affligé que par la sécheresse, l'enrouement, la difficulté dans la déglutition et dans les mouvements de la langue, troubles qui démontrent suffisamment certains symptômes observés quelquefois dans l'ouïe, après l'administration de ce médicament.

On pourrait encore donner d'autres explications sur l'action de la belladone sur l'appareil de l'audition, par exemple, l'inflammation d'emblée de la muqueuse tubo-tympanique comme cela arrive visiblement pour la conjonctive qui devient rouge et le siége d'élancements. Elle peut encore avoir une action sur les muscles intrinsèques de l'oreille comparativement aux muscles de l'accommodation; mais nous ne croyons pas que ces actions soient démontrées.

CHAPITRE V

INFLUENCE SUR L'OREILLE LES TUMEURS DU NEZ ET DE LA CAVITÉ NASO-PHARYNGIENNE.

Toutes les tumeurs qui se développent dans le voisinage de l'orifice pharyngien peuvent à un moment donné venir comprimer les parois de ce tube et engendrer ainsi une obstruction directe du canal, sans compter les lésions d'inflammation que ces tumeurs déterminent par le fait même de leur développement sur une muqueuse souvent déjà irritée.

Parmi ces productions morbides, les plus fréquentes sont les tumeurs adénoïdes, les polypes du nez et de la cavité naso-pharyngienne, les tumeurs malignes de cette région (sarcome) et l'hypertrophie des amygdales et des cornets.

§ 1. — Influence sur l'oreille moyenne des végétations adénoïdes.

Le catarrhe tubo-tympanique, observé chez les sujets

présentant des hypertrophies, du tissu adénoïde, est produit, non-seulement par le développement exagéré des éléments décrits par Gerlach, dans la cavité de la trompe, mais encore lorsque ces végétations restent localisées sur la voûte pharyngienne. Ces phénomènes entraîneront des troubles fonctionnels dans l'acte de la respiration et retentiront sur l'économie en général, mais spécialement sur l'organe de l'audition. En effet, les personnes qui présentent cet état ont une apparence chétive, amaigrie, principalement dans le développement de leur poitrine ; elles accusent, en outre, divers troubles auriculaires consistant généralement en un catarrhe tubo-tympanique dont le symptôme subjectif prédominant est la surdité.

Cette disécée peut aller jusqu'à la cophose, ce qui, chez les jeunes enfants, a été une cause de surdi-mutité. Dans d'autres cas, il n'est pas rare de voir une otorrhée à répétition.

Les enfants atteints de tumeurs adénoïdes présentent un facies spécial signalé par tous les observateurs. Ils ont constamment la bouche béante, la voûte palatine en carène, le maxillaire inférieur est saillant au point que les dents de la mâchoire inférieure sont situées sur un plan plus antérieur que les correspondantes de la mâchoire supérieure ; le nez est pincé et les paupières tirées, ce qui leur donne un air triste et hébété. Cet air devient stupide pendant leur action d'écouter. Ils prêtent réellement l'oreille et entr'ouvent un peu plus leur bouche, sans doute dans l'intention de mieux saisir la conversation de leur interlocuteur et ne produire aucun bruit dans leur pharynx pendant le passage de l'air si nécessaire à leur existence. Chez eux, la respiration nasale s'effectue fort mal, ou pas du tout, ils sont condamnés à respirer par la bouche. De cet état viennent les autres signes décrits par les auteurs, par exemple : le ronflement pendant le sommeil, l'odorat émoussé, la prononciation difficile pour l'articulation des nasales M, N, NG, la sécheresse de la gorge et les crachats sanguinolents ; le tout entretenu par les végétations que nous allons voir par l'examen direct de l'arrière-cavité du nez.

Quand on ne découvre que l'arrière-gorge à l'aide d'un abaisse-langue, l'on constatera immédiatement l'hypertrophie des tonsilles qui sont souvent enflammées, cette inflammation gagne même les piliers, la luette et les parois postérieures et latérales du pharynx. Ces phénomènes ne doivent pas étonner puisque l'inspiration de l'air, essentiellement buccale, suffit pour les produire ; cependant malgré la valeur relative de ces signes, il faut recourir à la rhinoscopie postérieure pour acquérir la certitude des tumeurs adénoïdes.

Nous ferons remarquer ici que certains auteurs prétendent que cet examen présente d'innombrables difficultés, surtout chez l'enfant, aussi préfèrent-ils l'exploration digitale. Dans ce cas on sent avec le doigt des tumeurs molles et glissantes, comme la sensation produite par la pression des vers de terre.

Pour nous, nous ne voudrions pas aujourd'hui discuter la valeur de ce moyen d'exploration employé par des médecins aussi habiles qu'expérimentés, mais nous avons été témoins d'erreurs regrettables, telles qu'arrachement du bord postérieur de la cloison et de la muqueuse des cornets, pris pour des végétations adénoïdes.

Cette raison et d'autres nous ont conduit à ne pas nous contenter de l'exploration digitale, attendu que dans bien des cas la muqueuse des cornets inférieurs présente une prolifération telle qu'elle semble recouverte de petites végétations polyppiformes, donnant au doigt la même sensation que les végétations adénoïdes. Aussi aurons-nous recours, dans tous les cas, à l'emploi du rhinoscope qui contrôle par la vue, les données que nous a fournies le toucher, d'autant mieux que les enfants supportent bien la rhinoscopie postérieure. Ajoutons cependant que le diagnostic des tumeurs adénoïdes pourrait quelquefois être établi à l'aide du doigt, lorsqu'en les arrachant avec l'ongle on porte ainsi la preuve de leur existence ; mais encore, comment préciser leur siège ?

La rhinoscopie postérieure est donc indispensable. Voici ce que fait voir cet examen : La muqueuse de la voûte du pharynx est ordinairement d'un rouge plus ou moins vif, injectée, d'un aspect chagriné et anfractueuse soit en totalité, soit en partie. Cette anfractuosité est formée par de petites saillies mamelonnées, pédiculées, sessiles ou plates, de la grosseur d'un grain de pavot à celle d'un chènevis, souvent recouvertes de mucosités semblables à celles qui recouvrent la pituitaire, et d'autres fois par des surfaces saignantes correspondant aux endroits où la muqueuse est fortement tiraillée. Enfin, ces végétations occupent l'espace compris entre les deux pavillons de la trompe, la voûte du pharynx et la partie supérieure de la paroi postérieure de cette cavité.

Observations résumant les symptômes auriculaires dans les tumeurs adénoïdes.

Observation I. (personnelle, 1883).

Enfant A. M..., 11 ans. Pas d'antécédents. Bien portant. Tumeurs adénoïdes. Sourd depuis plusieurs années, pas d'otorrhée. Bonne perception crânienne. Acuité à la montre, oreille droite à 0,30 centimètre, oreille gauche à 0,15. La voix est entendue à 1 mètre. Trompes obstruées. Rétraction des tympans. Après l'insufflation d'air l'enfant entend beaucoup mieux.

Observation II (personnelle, 1883).

Enfant A. L..., huit ans et demi, scrofuleux, frère du précédent. Tumeurs adénoïdes. Coqueluche à trois ans. Otorrhée avant la coqueluche. Depuis six mois otorrhée à répétition. Bonne perception crânienne. La voix est entendue à un mètre et demi à l'auscultation des trompes; râles muqueux. Le tympan présente tous les caractères de l'obstruction de la trompe.

Observation III (personnelle, 1883).

Enfant L..., huit ans. Tumeurs adénoïdes remplissant tout le pharynx nasal. Son père a un écoulement de l'oreille droite depuis quinze ans à la suite de la fièvre typhoïde. A trois ans, l'enfant eut une otorrhée consécutivement à la rougeole. Bonne perception crânienne. Acuité à 0,30 centim. des deux côtés. Catarrhe des trompes. Oreille droite remplie de pus; l'étrier est entouré de matière purulente. L'autre oreille est remplie également de pus: les deux tympans sont perforés. Depuis l'écrasement des végétations pharyngiennes l'otorrhée a disparu.

Observation IV (personnelle, 1883).

Surdi-mutité. — Enfant 10 ans. A toujours été sourde, anémique, issue de parents affaiblis. Dans l'enfance les oreilles ont coulé. Ouïe abolie à droite, à gauche très affaiblie. Elle est presque sourde-muette. Les deux tympans sont rétractés et immobiles : on constate plusieurs cicatrices.

Observation V

(Communiquée par M. J. Chautemps).

Surdi-mutité. — Enfant J..., est âgée de 3 ans. Les parents sont des jeunes gens jouissant d'une excellente santé. A leur dire, l'enfant entendait bien la première année, mais depuis deux ans elle présente tous les caractères des tumeurs adénoïdes. Les oreilles n'ont jamais coulé, mais elle est sourde-muette. Depuis six mois on traite l'enfant pour les végétations qui obstruent son pharynx. Le cathétérisme des trompes est difficile car la petite malade est indocile. Cependant depuis l'essai de plusieurs écrasements l'enfant semble entendre, car, par instants elle retourne la tête quand on l'appelle par son nom.

§ 2. — Influence sur l'oreille moyenne, des polypes de la cavité naso-pharyngienne.

Les polypes du nez n'étant pas rares, les otites sont très-souvent observées concomitamment avec ces productions. L'influence de ces productions sur l'oreille se règle selon les espèces de polypes et leur siège d'inplantation.

Les polypes fibreux, durs, non hygrométriques, placés ordinairement à la base du crâne, influent surtout par la déformation et la compression qu'ils déterminent sur cette région ainsi que les tumeurs malignes.

Le polype muqueux, mou, hygrométrique, sans prolongement, ne déformant jamais les os, influe simplement par le catarrhe nasal qu'il entretient, car son implantation se fait dans la fosse nasale et le plus souvent sur la paroi externe. Alors les symptômes fonctionnels se réduisent au coryza, à l'enchifrènement, à l'éternument et à une surdité passagère qui, d'après Zaufal, se produirait 56 fois sur 100.

Lorsque le polype comprime la trompe, les malades accusent, non seulement, des bourdonnements, mais encore des douleurs dans l'oreille. Si ce polype, en plus de l'altération de la voix, et de la respiration entretient un coryza perpétuel, il pourrait alors se produire un ozène et toutes les complications de cette affection. Dans d'autres cas, ces productions peuvent déterminer des obstructions du nez, variables, et comme conséquences les malades sont souvent pris d'éternument, leur odorat est perdu en partie, leur haleine devient fétide, leur goût s'altère et ils rejettent des mucosités plus ou moins abondantes ; quelquefois, même, ils sont pris de douleurs de tête, de migraines et d'asthme.

Nous devons aussi remarquer qu'il existe entre les polypes fibreux et les polypes muqueux, un ordre intermédiaire connu sous le nom de polype fibro-muqueux qui présente des complications tenant des polypes muqueux et des polypes fibreux.

Observation I

Polype fibro-muqueux (Gosselin. (*Gazette des Hôpitaux* 1866).

Garçon, 22 ans, lymphatique, a présenté des coryzas répétés depuis 2 ans. Tumeur repoussant le voile du palais ; ouïe diminuée ; voix voilée ; tumeur libre. Après trois examens, Gosselin reconnait l'implantation à la partie postérieure de l'orifice postérieur de la fosse nasale droite (ce polype, à la coupe, présente un aspect gélatineux à pédicule fibreux. Examen microscopique de M. Terrier).

Observation II

Polype fibro-muqueux (Fauvel. *Bull. de la Soc. anatomique* 1875)

Mme K..., 23 ans, lingère. Début du coryza depuis 8 mois. Respiration impossible par le nez. Voix nasonnée ; douleurs d'oreilles ; céphalalgie ; odorat aboli.

Tumeur arrondie, lisse, d'apparence gélatineuse, dont il est impossible de voir le point d'insertion. Cette tumeur qui obstrue toute l'arrière-cavité des fosses nasales, repousse le voile du palais, en avant, et empêche de voir la cloison et les cornets. Après l'extirpation au rhinoscope, on voit que la tumeur était insérée sur la portion la plus postérieure du cornet inférieur gauche. A l'examen microscopique : polype muqueux présentant une assez forte proportion de tissu fibreux.

Observation III

(Communiquée par M. Baratoux). Polype muqueux et kystique de la cavité naso-pharyngienne.

Mme V..., 32 ans, a eu la fièvre typhoïde à l'âge de 11 ans. Peu après, elle s'est aperçue qu'elle respirait difficilement par le nez, et depuis elle a conservé un rhume continuel de cerveau.

Elle est restée jusqu'à l'âge de 22 ans sans consulter pour cette gêne. Mais à ce moment, étant fortement incommodée par des maux d'estomac, par des migraines qui revenaient tous les dix jours environ et par une sécheresse de la gorge et des lèvres occasionnée par la respiration buccale, elle se décide à aller voir un médecin. Ce docteur lui trouve un polype à la partie antérieure de la fosse nasale droite et le cautérise à cinq ou six reprises différentes avec la pierre infernale. Voyant que son état ne s'améliorait pas, elle va trouver un deuxième médecin qui lui arrache avec une pince à pansement deux polypes s'insérant dans la fosse nasale droite.

La douleur fut très vive. Des cautérisations du pédicule furent faites pendant quelque temps avec une solution de nitrate d'argent.

La malade se sentit soulagée mais non complètement débarrassée, car elle ne pouvait respirer librement par le nez.

Elle resta deux ans dans cet état, mais la gêne respiratoire augmentant, elle va retrouver son médecin, qui, cette fois, lui arrache trois polypes avec le même instrument. Comme les premiers ils furent cautérisés au nitrate d'argent.

Le soulagement qui suivit ne fut pas plus marqué que lors de la première opération. Bientôt même son malaise s'accrut jusqu'au jour où elle moucha un polype dont la chute fut suivie d'une légère hémorrhagie. C'était en 1879. Elle ressentit alors un soulagement plus accentué qu'après les extirpations avec la pince, mais cette amélioration ne fut que passagère, car son nez se boucha au point de rendre la respiration nasale impossible; les migraines devinrent plus fréquentes. Elle sentit à ce moment «quelque chose qui ballottait dans la gorge, derrière le voile du palais. » Elle consulta alors un chirurgien qui ne pratiqua pas la rhinoscopie. Il se contenta d'explorer le pharynx avec le doigt et dit qu'elle n'avait pas de polype.

Malgré cette affirmation, la malade, préoccupée par sa gêne respiratoire, fut voir un autre médecin qui ayant examiné les fosses nasales par la partie antérieure et n'ayant rien constaté supposa que le polype devait s'être développé dans la cavité naso-pharyngienne et lui dit qu'une intervention chirurgicale serait nécessaire. La malade fut effrayé du mode opératoire. Aussi ne voulut-elle pas se laisser opérer, et résolut-elle de ne plus consulter de médecin.

Cependant les symptômes signalés plus haut allèrent en augmentant. Mme V... ne respirait que par la bouche, ce qui lui donnait une sécheresse considérable de la gorge au point qu'elle était obligée de se désaltérer à chaque instant. La tête était lourde, les migraines revenaient plusieurs fois par semaine. La nuit quand elle se couchait dans le décubitus dorsal elle sentait son polype qui lui tombait dans la gorge, et elle était forcée de se relever, car elle était prise d'accès d'asthme. Les maux d'estomac devinrent aussi intolérables. L'ouïe commença à diminuer de l'oreille droite.

Cette dame accompagnait un jour sa sœur que nous traitions pour un catarrhe chronique du nez et du pharynx et nous fûmes frappé de sa difficulté de respirer et de parler. L'ayant alors interrogée elle nous donna les renseignements précédents et nous constatâmes que de l'oreille droite elle n'entendait la voix qu'à 2 mètres et la montre à 0,30 centimètres, tandis qu'à gauche elle pouvait suivre la conversation à 4 mètres.

A la rhinoscopie antérieure je constate que la cloison est déviée à droite dans son tiers postérieur. La fosse nasale droite ne présente aucune particularité, mais la fosse gauche est rétrécie et fermée en arrière par un polype muqueux aplati.

Par la rhinoscopie postérieure je trouve une tumeur occupant presque tout le pharynx nasal. Cette tumeur allongée transversalement prend son point d'insertion sur la face supérieure de la partie postérieure du cornet inférieur droit ou dans le méat moyen. Elle vient refouler le bourrelet de la trompe dont l'orifice pharyngien est rétréci. La tumeur vient se terminer près de l'orifice tubaire gauche. Dans cette partie elle présente une petite saillie d'un blanc jaunâtre tranchant sur le reste de la coloration de la tumeur qui est d'un rouge brunâtre. En avant cette tumeur repousse le voile du palais, de sorte que celui-ci ne peut toucher la paroi postérieure du pharynx. La cloison même est refoulée par cette tumeur. Elle était probablement légèrement déviée à droite au debut car maintenant son tiers postérieur semble faire avec ses deux tiers antérieurs un angle presque droit dont le sommet serait dans la fosse nasale gauche.

Le polype antérieur, ayant été enlevé avec l'anse froide, permet de constater facilement la direction indiquée de la cloison.

La malade ne voulant pas se laisser opérer au moyen de l'anse galvanique, je lui propose de sectionner son polype en deux fois au moyen d'un cautère en couteau coudé sur le champ. Elle accepte et immédiatement, je lui fais une section verticale de la partie médiane de la tumeur. J'enlève ainsi un morceau de polype du volume d'une noisette. La malade peut alors respirer librement par la narine gauche. Cette opération n'a occasionné ni douleur, ni hémorrhagie.

Mme V... vient quelques jours après et j'essaie de lui sectionner son polype près du cornet inférieur, mais après avoir enfoncé mon couteau à quelques millimètres de profondeur, il sort de la tumeur un liquide incolore et filant dont on peut évaluer la quantité à plus de 30 grammes.

La tumeur s'affaissa aussitôt et je vis que le pédicule s'insérait sur la face supérieure du bord postérieur du cornet moyen.

Quelques cautérisations avec le galvano-cautère détruisirent les restes de cette poche. La malade que nous avons revue aujourd'hui, (fin janvier) nous dit qu'elle est débarrassée de ses accès d'asthme, de ses migraines et de ses maux d'estomac. Elle respire librement par les deux narines, comme jamais elle ne se rappelle avoir respiré, dit-elle. L'audition est redevenue excellente du côté droit.

§ III. **Hypertrophie des amygdales et des cornets.** — Le développement excessif des amygdales accompagne très souvent les inflammations aiguës ou chroniques de la cavité naso-pharyngienne. D'autres fois ce développement est dû à des tumeurs de diverses natures, telles que : gommes, tubercules syphilitiques, fibromes, lymphadénomes, cancer, etc. — Mais nous ne parlerons ici que de l'hypertrophie simple, exempte de toute complication, car si l'amygdale ainsi altérée peut avoir une influence sur l'organe de l'ouïe, à plus forte raison, les complications seront plus fréquentes lorsqu'elles seront accompagnées de troubles graves.

Contrairement à Toynbee, un grand nombre d'auteurs tels que, Itard, Ménière, Guersant, Triquet, de Trœltsch, Chassaignac, Bonnafont, Duplay, Vidal de Cassis, Sédillot et Richet ont prétendu que l'hypertrophie des amygdales peut avoir une influence sur la fonction auditive par production du catarrhe naso-pharyngien et consécutivement par obstruction de la trompe au moyen du mucus concret, ou par granulation ou gonflement de la paroi postérieure de la trompe déterminant une parésie des muscles du voile du palais. Ce catarrhe peut gagner l'oreille moyenne, d'où otite chronique simple ou purulente. Dans quelques cas, les amygdales très développées vers le haut ou dans le sens antéro-postérieur, empêchent la fixation du voile du palais. Par suite les péristaphylins externes ne peuvent plus ouvrir les trompes, et l'air se raréfie dans la caisse, ce qui, en dehors de l'existence du catarrhe naso-pharyngien, est une cause de surdité qui s'ajoute aux autres. Mais nous pouvons assurer aussi que le plus souvent, la surdité est produite, plutôt par l'hypertrophie des cornets inférieurs du nez, qui accompagne généralement l'hypertrophie des amygdales, affection très fréquente chez les enfants strumeux.

En effet, à l'état normal, la partie postérieure du cornet inférieur est située à un centimètre environ de l'ouverture pharyngienne de la trompe ; aussi toute inflammation qui produit le moindre développement de la muqueuse, pourra agir sur cet orifice, non seulement par l'hypertrophie des éléments propres du cornet, mais encore par la sécrétion glandulaire abondante accompagnant cet état, car la trompe sera souvent recouverte de mucosités qui entretiendront une inflammation chronique de ce tube.

Le cornet peut, dans certains cas, obstruer complètement la fosse nasale et empêcher ainsi l'air de pénétrer par cette voie, ce qui produira les troubles dont nous avons parlé à propos de l'occlusion des fosses nasales. Cela arrive d'autant plus facilement, même lorsque le cornet n'obstrue pas complètement l'orifice postérieur des fosses nasales, que dans ces cas de nombreuses mucosités sécrètent par le catarrhe et viennent remplir la fosse nasale et aider ainsi à la fermeture de cette voie aérienne.

On peut remarquer qu'un catarrhe naso-pharyngien rebelle, accompagné d'hypertrophie des cornets, peut aussi amener la compression directe de la trompe par la muqueuse hypertrophiée. A cet état viennent se joindre tous les troubles occasionnés par l'inflammation de cette région. Cette inflammation produira une hypertrophie des glandes du pharynx et de la face supérieure du palais, sécrétant une grande quantité d'un mucus visqueux et de concrétion blanchâtre. Les personnes atteintes de cette affection ont généralement une haleine spéciale rappelant l'odeur du vieux velours, odeur dont le malade peut se rendre compte lorsqu'il éternue.

Observation I (personnelle)

Hypertrophie des amygdales.

M... V..., 25 ans, employé, grêle, peu musclé, enfance maladive. Eut étant enfant plusieurs atteintes d'amygdalite aiguë, toujours accompagnées de symptômes auriculaires. Les amygdales sont restées volumineuses; la déglutition est habituellement gênée, la voix nasonnée et l'haleine fétide le matin. L'ouïe a diminué progressivement.

Cependant ces organes étant très susceptibles aux influences extérieures, il a des retours fréquents vers l'état aigu, alors il éprouve des bruits et des sifflements et parfois des élancements douloureux et des vertiges.

A l'inspection on constate que les amygdales sont volumineuses et enchatonnées ; le voile du palais est refoulé en haut ; la paroi postérieure du pharynx est enflammée comme dans les cas d'angine glanduleuse ; la respiration nasale est fort gênée.

La montre est entendue à gauche à partir de 0,10 centim., à droite de 0,08. La perception crânienne est bonne pour la montre et le diapason.

Le tympan gauche, injecté au niveau du manche du marteau, est légèrement dépoli et son triangle lumineux peu brillant. Le tympan droit est plus dépoli et plus injecté au niveau du manche du marteau, son triangle lumineux est à peine visible. Les deux tympans présentent une concavité exagérée, les manches des marteaux sont vus en raccourci, mais la mobilité est normale ; les trompes obstruées.

Au bout de quelques semaines, après un traitement général et quelques cautérisations à l'aide du galvano-cautère, l'ouïe s'améliore sensiblement : ainsi avant le traitement, il fallait, pour se faire entendre du malade, élever beaucoup la voix, aujourd'hui il suit une conversation dans le ton ordinaire. Le catarrhe de la muqueuse pharyngo-nasale a disparu, seule l'amygdale gauche est encore légèrement hypertrophiée.

Observation II (personnelle)

Hypertrophie des amygdales.

Mlle G..., 21 ans, fleuriste. Contitution faible, mal réglée, poitrine peu développée, physionomie hébétée, bouche entrouverte, respiration difficile, ronfle la nuit, gorge sèche. Les amygdales sont très hypertrophiées. La luette, le voile du palais et la paroi postérieure sont d'un rouge bleuâtre ardoisé, hérissés de granulations et recouverts par places de mucosités adhérentes. Pas de végétations adénoïdes.

La malade vient consulter pour la surdité et les bourdonnements de coquillage. L'affection pharyngienne ne la tourmente que médiocrement. Son début a été trés insidieux et elle n'éprouve d'autres incommodités qu'un sentiment de picotement dans le gosier ainsi que la sécheresse de cet organe.

L'acuité à la montre est de 0,05 centim. pour les deux oreilles. Le voix est entendue seulement lorsque l'on parle très haut. La perception crânienne est bonne des deux côtés (montre et diapason). Les trompes sont incomplètement obstruées ; à l'auscultation on entend parfois les bruits produits par les mucosités.

L'examen des caisses révèle les signes ordinaires du catarrhe chronique.

Malgré un traitement institué depuis trois mois et le cathétérisme pratiqué avec persévérance, la surdité est assez prononcée.

Observation III (personnelle)

Hypertrophie de la muqueuse de la partie postérieure du cornet inférieur.

M. G... 21 ans, étudiant, vient consulter le docteur Baratoux le 15 novembre 1882. Il se plaint de ne pouvoir respirer par le nez depuis plusieurs années. Le malade accuse de la sécheresse dans la gorge et des crachats abondants qu'il détache difficilement le matin.

En examinant ses fosses nasales on constate une atrophie de la muqueuse, du côté gauche, et une hypertrophie de la muqueuse du cornet inférieur du côté droit ; la cloison est déviée de ce côté.

Le pharynx paraît sec ; il présente une coloration rouge foncé, surtout au niveau des piliers postérieurs.

A la rhinoscopie postérieure on voit à gauche une atrophie de l'extrémité postérieure du cornet inférieur gauche. Le cornet moyen est plus développé.

A droite les *choannes* sont obstruées par une masse ronde et rougeâtre ayant la grosseur d'un œuf de pigeon. Cette masse, dure au toucher, n'est autre que la partie postérieure du cornet inférieur ; elle vient jusqu'au voile du palais et remonte jusqu'à la voûte palatine. Elle dépasse le bord postérieur de la cloison et envoie un petit pédicule qui vient toucher le cornet inférieur gauche.

Cette masse que l'on peut contourner avec une sonde, mais avec assez de difficulté tant elle vient s'appliquer sur les parties voisines, n'est autre que la partie postérieure du cornet inférieur. Elle comprime le bord antérieur de la trompe droite dont elle obstrue l'orifice guttural en grande partie, au point que M. Baratoux demande au malade s'il n'a pas une diminution de l'ouïe. A la réponse négative du malade, M. Baratoux affirme qu'il doit y avoir un affaiblissement de l'audition ; en effet la montre qui est entendue à 3m, 50 centimètres à gauche ne l'est à droite qu'à 0, 75 centimètres.

Par le procédé de Valsalva, l'air ne pénètre pas à droite, tandis qu'il passe très bien du côté opposé. Avec le tube stéthoscopique et le procédé de Politzer on obtient le même résultat.

Le tympan gauche est normal. Le tympan droit est concave, le manche du marteau est rétracté ; la membrane présente une coloration gris terne.

A la suite de plusieurs cautérisations au galvano-cautère, la tumeur diminua de volume. L'orifice de la trompe n'étant plus comprimé, l'audition revint à la suite de quelques insufflations balsamiques. Quant au tympan, il conserva sa teinte et il resta un peu concave.

§ 4. — Influence sur l'oreille moyenne des tumeurs malignes de la cavité naso-pharyngienne.

L'influence qu'exercent les tumeurs de la cavité naso-pharyngienne sur l'appareil de l'audition n'offre pas de caractères constants, elle dépend plutôt de la gravité de ces productions, de leur volume et de leur lieu d'implantation.

Celles qui ont des proportions relativement petites, agiront par le catarrhe naso-pharyngien entretenu par l'irritation ; mais si la tumeur acquiert un volume considérable, les complications proviennent de l'obstruction et de la compression de la trompe. Ainsi, si la tumeur remplit la cavité où elle siège, elle se dirige d'abord vers les points les plus faibles et se moule plus ou moins sur les vides de la fosse nasale ; alors les cornets peuvent s'aplatir et se rejeter en arrière, la cloison céder et agrandir la capacité de la narine malade et même la débrider. D'autres fois, les os propres du nez, plus résistants, peuvent céder et s'écarter, alors la région externe du nez et du visage se déforme et par suite il y a épiphora, blépharite ciliaire, fistule lacrymale, etc... Enfin il est facile de concevoir que ce développement peut aussi comprimer plus ou moins le conduit de la trompe, surtout lorsque la tumeur est implantée en arrière, de là toutes les complications de l'oreille moyenne.

Ajoutons pour le pronostic et le traitement, que les adénomes, adéno-sarcomes et sarcomes sont dans la majorité des cas, des tumeurs à pronostic moins grave, mais il n'en est pas de même dans les tumeurs essentiellement malignes telles que l'épithélioma, le sarcome, le carcinome, et l'engorgement ganglionnaire sera le caractère pathognomonique de la malignité de ces tumeurs.

CHAPITRE VI

CORPS ÉTRANGERS DANS LA CAVITÉ NASO-PHARYNGIENNE

Les corps étrangers introduits dans la caisse du tympan par la trompe d'Eustache provoquent le plus souvent des otites aiguës phlegmoneuses qui présentent un certain degré de gravité par la difficulté de leur extraction, et plus encore parce qu'au début il n'est pas facile de prévoir leur existence.

Ainsi on a vu, quoique rarement, des matières vomies, ou le sang à la suite d'un épistaxis, produire spontanément des douleurs violentes dans la tête, des vertiges, et des éblouissements que rien n'explique. Le malade lui-même ne peut à l'instant préciser exactement leur caractère et leur siège.

Généralement le diagnostic n'est établi que lorsque des symptômes plus circonscrits, suivis le plus souvent d'un écoulement purulent unilatéral, nous l'annoncent. Nous croyons donc utile, pour prévoir les conséquences que ces faits peuvent entraîner, de dire, que des troubles semblables ont été observés à la suite du tamponnement des fosses nasales, de douches, ou d'injections faites dans un but thérapeutique, ou produits par d'autres corps introduits accidentellement dans la cavité naso-pharyngienne.

Les observations de corps étrangers introduits accidentellement dans la trompe sont rares, vu la situation cachée de cet organe ; cependant plusieurs cas ont été observés.

Faisons remarquer à ce propos que nous prohibons l'emploi des baleines terminées par un porte-caustique généralement mal fixé à sa tige, qui peut se détacher et rester dans la trompe, lorsqu'on veut cautériser ses parois avec cet instrument préalablement introduit dans le cathéter. Nous donnons ci-dessous le résumé de deux observations de corps étrangers ayant déterminé les lésions auriculaires. La première du docteur Baratoux (*Revue de Laryngologie, d'otologie et de rhinologie* ; novembre 1880), l'autre du professeur Gruber.

Observation I

Il s'agit d'un enfant ayant un tuyau de pipe dans la bouche. Par suite d'une chute, ce tuyau s'étant heurté contre une marche d'escalier, pénétra dans les parties molles de la bouche, à l'union des branches horizontales et verticales du maxillaire inférieur droit. A la suite de cet accident l'enfant subit toutes les conséquences que pouvait entraîner son traumatisme. Mais indépendamment de ces troubles irremédiables il en eut d'autres du côté de l'oreille, consistant en un catarrhe purulent, dû, ainsi que le fait remarquer le Dr Baratoux, à la présence du corps étranger dans la fosse pterygo-maxillaire, et qui détermina la suppuration de l'espace environnant. Par suite, la trompe d'Eustache s'enflamma, déterminant l'inflammation de la caisse et la perforation de la membrane du tympan.

Ajoutons, en outre, que chez lui la suppuration de la caisse amena la formation de polypes dans le conduit. L'auteur, d'accord avec M. Duplay, considère l'écoulement purulent comme la cause ordinaire de la formation de ces tumeurs. Et il dit qu'il fallut la disparition de celles-ci, ou plutôt la disparition de la cause qui amena le suintement purulent pour arriver à guérir les polypes.

Observation II

Cas d'inflammation de la muqueuse du nez, du pharynx et de l'oreille due à la présence d'un noyau de cerise dans les fosses nasales, par le professeur Jos. Gruber. Mon. f. Ohren, 1882, nº 7.

La femme F. M..., âgée de 29 ans, est venue me demander des soins contre des douleurs d'oreille. Depuis une année elle était tourmentée par un rhume qui était surtout intense dans la moitié gauche du nez et y produisait une sensation d'obstruction.

Depuis quelques mois s'y sont jointes des douleurs dans la partie gauche de la tête, ainsi que dans l'œil et l'oreille du même côté. Ces derniers jours, la douleur d'oreille est devenue très violente ; en même temps l'ouïe s'est considérablement affaiblie. La malade attribuait ses souffrances à un refroidissement, cependant pour mieux me renseigner, elle ajouta que sa sœur était atteinte d'un mal semblable. En effet, la sœur est scrofuleuse et je la traite depuis longtemps. Pas d'altération importante de la muqueuse nasale. Dans l'oreille gauche je constatai une otite moyenne hypertrophique à marche chronique. Pour expliquer les vives douleurs que la malade éprouvait dans cette région, on dut admettre qu'un processus ulcératif existait dans le nasopharynx, en un point inaccessible à la vue.

Le traitement consistait en injections dans les fosses nasales d'une solution de borax à 1 pour 100 et en douches d'air. Celles-ci étaient toujours pratiquées à l'aide d'une sonde, afin de ménager le côté sain.

Ce traitement durait déjà depuis six semaines, lorsqu'un jour, en voulant opérer le cathétérisme, je rencontrai un obstacle que je ne pus surmonter. Comme je renouvelais les essais, la malade fut prise d'un violent accès de toux, pendant lequel elle rejeta par la bouche un corps assez volumineux ; quelques minutes après, la sonde pénétra facilement dans le pharynx et put arriver dans la trompe d'Eustache. Le corps expulsé était un gros noyau de cerise fortement incrusté de mucus. La sonde l'avait peu à peu poussé dans le pharynx, et de là il était tombé dans la bouche. C'est la présence de cet obstacle dans les fosses nasales qui était la cause de tous les phénomènes inflammatoires ainsi que de la douleur, car après l'éloignement du corps étranger tous les symptômes disparurent rapidement.

CHAPITRE VII

INFLUENCE SUR L'OREILLE MOYENNE DES TROUBLES DE L'INNERVATION DE LA CAVITÉ NASO-PHARYNGIENNE.

Dans les chapitres précédents, nous avons étudié les maladies du pharynx qui occasionnent des lésions de la trompe et par suite de la caisse, soit par propagation à ces muqueuses, soit par compression de l'orifice tubaire. Mais il est une classe d'affection qui peut aussi déterminer des troubles auditifs par défaut ou excès de contraction des muscles destinés à laisser pénétrer l'air dans l'oreille moyenne. Nous allons donc considérer la paralysie et le spasme des muscles de la trompe.

§ I. Paralysie des muscles.— Nous avons déjà vu de quelle importance était l'acte destiné à renouveler l'air de la caisse à chaque déglutition. En effet, à ce moment, les muscles de la cavité pharyngienne qui agissent sur la trompe, c'est-à-dire, les péristaphylins internes et externes et le constricteur du pharynx, en se contractant, tendent la paroi fibreuse de la trompe et l'écartent de la paroi cartilagineuse qui est un peu soulevée, de manière que la paroi postérieure de ce tube tend à devenir supérieure.

Dans le cas de paralysie de ces muscles, les parois de la trompe restant accolées, son orifice sera obstrué et l'air de la cavité n'étant plus renouvelé, le tympan se rétractera en entraînant avec lui le marteau et les autres osselets qui, par l'étrier, comprimeront la fenêtre ovale et pourront produire tous les phénomènes ordinaires de compression du labyrinthe. En outre, les sécrétions des glandes n'étant plus chassées par les mouvements de la trompe, contribueront aussi à produire ces phénomènes.

Toutes les maladies qui occasionnent une paralysie du voile du palais peuvent donc amener des troubles de l'audition par obstruction de la trompe d'Eustache. C'est ainsi que les paralysies des muscles du palais, consécutives à la diphthérie, à la fièvre typhoïde, à une hémorrhagie cérébrale, à la paralysie faciale ou glosso-labio-pharyngienne, etc., etc..., pourront entraîner ces lésions de l'oreille.

§ II. **Spasme.** — Les muscles du voile du palais sont quelquefois atteints de spasme qui peut déterminer un bruit dans l'organe de l'audition.

A ce sujet, nous relaterons l'observation empruntée à l'étude du Dr Leudet, sur les bruits objectifs se produisant dans l'oreille. Cette observation rendra parfaitement compte de la symptomatologie de cette affection :

« Il s'agit d'une dame dont les phénomènes spasmodiques apparurent à l'âge de 13 ans. A cet âge, elle eut des douleurs dans la tempe droite et dans la région sourcilière du même côté, c'est-à-dire une névralgie faciale, névralgie qui était accompagnée d'un tic presque continuel. A l'âge de 23 ans et demi, elle se maria. Au début de sa première grossesse, pendant la gestation et après l'accouchement, les douleurs névralgiques et le tic diminuèrent spontanément. A 26 ans, d'autres phénomènes se déclarèrent : douleurs vives dans les deux oreilles avec bruits incommodes, mouvement des mâchoires insupportables pendant la mastication. Le bruit produit par les autres personnes lui était intolérable. Le tic se manifesta dans la région sous-maxillaire droite. A cette époque, on fit usage de médicaments variés et de topiques externes ; on enleva cinq dents à la mâchoire supérieure et inférieure droite, alors rémission, les douleurs d'oreilles disparaissent, celles des tempes et sourcil droits diminuent, le tic dans le sourcil droit demeure léger. L'agitation spasmodique est plus marquée dans la région sous-maxillaire droite. Synchronisme des bruits avec le mouvement du tic ; ouïe normale des deux côtés.

Depuis trois ans recrudescence des névralgies. Les intermittences du tic et des bruits sont plus marquées sous l'influence du chagrin moral (mort du mari et du père). Un an après, chaque nuit, engourdissement dans les trois premiers doigts de la main droite et quelquefois dans les correspondants de la gauche, accompagné d'affaiblissement qui l'empêche de tenir un verre. Rien dans le front. Ouïe normale.

Quelques mois plus tard, douleur dans la tempe droite s'irradiant un peu sur le front, du même côté ; cette douleur n'est pas exaspérée par la pression. Rien à la langue, rien à l'œil ; goût, olfaction et ouïe normaux.

Tic léger à l'angle externe du sourcil droit. Le tic est très manifeste à la partie antérieure des dégastriques et du mylo-hyoïdien droit. Le côté droit du voile du palais est agité d'un mouvement très distinct qui le porte en dehors et tire la luette en bas et à droite : *ces mouvements réguliers sont synchrones à ceux du tic et aux bruits de l'oreille.*

Ces bruits sont entendus à un mètre de la malade, dans les positions parallèles à son oreille droite. On entend un cliquetis double, bruit sec et bref. On compte 90, 110 et 120 bruits par seconde. Le pouls est de 84, 88. Avec le stéthoscope on entend le bruit plus fort.

L'intermittence et la rapidité des bruits varient suivant le jour ; du reste, comme les mouvements spasmodiques de la région sus-hyoïdienne, les émotions morales les augmentent. La compression des vaisseaux ne les modifie pas.

La sensibilité de la peau et de la muqueuse est conservée ; les tympans sont normaux.

Comme traitement on donne du valérianate d'ammoniaque, du quinine, etc., etc., cette médication modifie les douleurs de la face, atténue un peu le tic, mais les bruits persistent.

D'après ce qui précède il est inutile de faire remarquer que, dans tous les cas précédents, il faut joindre au traitement de l'oreille, un traitement approprié à la maladie générale et à l'état local de la gorge ayant déterminé les lésions auriculaires. Nous ne parlerons pas du traitement de ces diverses affections, ce sujet sortant du cadre que nous nous sommes tracé.

CONCLUSIONS

I. — La trompe d'Eustache n'étant qu'un diverticulum de la cavité naso-pharyngienne, peut prendre part à toutes les maladies qui affectent cette région.

II. — Ces lésions se propagent fréquemment à l'oreille et y déterminent des troubles plus ou moins profonds dûs à l'obstruction de la trompe ou à la propagation directe de la maladie pharyngienne, à la séro-muqueuse de l'oreille moyenne.

III. — Aussi est-il utile, dans toute affection de cet organe, d'explorer les cavités nasales et pharyngiennes. L'on devra donc s'assurer de l'état de ces parties par le toucher, par les divers modes d'insufflation d'air dans la caisse (procédés de Valsalva, de Politzer etc. et du cathétérisme), par le passage de bougies dans le canal de la trompe d'Eustache, et surtout par l'examen de ces cavités au moyen de la rhinoscopie antérieure et postérieure. Tous ces modes d'exploration ont une valeur que l'on ne doit pas négliger.

IV. — L'angine et le coryza aigus peuvent déterminer une otite moyenne aiguë.

Cette otite se montre fréquemment comme complication de la grippe, de la fièvre typhoïde, de la rougeole, de la variole, de la scarlatine, de la diphthérie, de l'érysipèle et du rhumatisme. Dans la fièvre typhoïde et les autres fièvres éruptives, elle est souvent purulente et occasionne de graves désordres de la caisse entraînant parfois avec elle la perte complète de l'ouïe, et par suite la surdi-mutité si ces altérations se montrent chez les enfants au-dessous de sept ans.

V. — Les angines chroniques ainsi que le coryza chronique et l'ozène sont une des causes les plus fréquentes des maladies de l'oreille moyenne, surtout lorsqu'elles sont sous la dépendance de la tuberculose, de la scrofule, de la syphilis et de l'arthritisme, aussi faut-il avant tout combattre la maladie générale si l'on veut agir efficacement sur l'oreille.

VI. — Il en est de même des lésions auriculaires dépendant des angines toxiques dues à l'alcool, au tabac, à l'iode, au brome, à la belladone etc...

VII. — Les diverses tumeurs du nez et de la cavité naso-pharyngienne, telles que les polypes, les tumeurs adénoïdes, l'hypertrophie des cornets des amygdales peuvent comprimer directement l'orifice pharyngien de la trompe ou entretenir un catarrhe naso-pharyngien, cause de l'inflammation chronique du canal tubaire.

VIII. — Des corps étrangers pénètrent parfois dans la paroi de la trompe ou dans la lumière même du canal et sont causes de lésions auriculaires par propagation ou par irritation.

IX. — Enfin, les troubles d'innervation dus au spasme ou à la paralysie des muscles de la trompe produisent une obstruction ou un relâchement des parois de l'orifice qui ne sont pas sans influence sur la production de divers symptômes du côté de l'oreille.

INDEX BIBLIOGRAPHIQUE

ALARD. — Catarrhe de l'oreille, 1807.

DELEAU. — Traité des maladies de l'oreille qui engendrent la surdité, 1830.

ITARD. — Traité des maladies de l'oreille et de l'audition, 2e édit., 1842.

HUBERT VALLEROUX. — Mémoire sur le catarrhe de l'oreille moyenne, et sur la surdité qui en est la suite, 1845.

MOURA. — Traité pratique de laryngoscopie et de rhinoscopie, 1864.

DESNOS. — Angines, dict. de Jaccoud, 1864.

BROUARDEL. — Lésions du rocher, carie séreuse et des complications qui en sont la conséquence, 1867.

LASÈGUE. — Traité des angines, 1868.

MANDLT. — Traité pratique des maladies du larynx et du pharynx, 1872.

PRÉVOT. — Otite chez les Tuberculeux, Paris 1873.

BONNAFONT. — Traité des maladies de l'oreille, 1873.

VOLTOLINI. — Valeur de la rhinoscopie dans les affections de l'oreille, in Revue des sc. méd. 1873, I, p. 386.

BELLIÈRE. — Etude sur l'otite des phthisiques et principalement sur sa pathogénie, Paris 1874.

TILLAUX. — Traité d'anatomie topographique, 1re édit., 1875.

HOMOLLE. — Des scrofules graves de la muqueuse bucco-pharyngienne, 1875.

PETER. — Angines, du Dict. de Dechambre, 1876.

ISAMBERT. — Conférences cliniques sur les maladies du larynx, 1877.

LOOTEN. — Des scrofules des muqueuses, 1878.

CARL MICHEL. — Traité des maladies des fosses nasales et de la cavité naso-pharyngienne, 1879.

SCHNITZLER. — Uber laryngoscopie und rhinoscopie, 1879.

VOLTOLINI. — Die Rhinoscopie und pharyngoskopie, 1879.

NOQUET. — Surdité amygdalienne, in Bull. med. du Nord, sept. 1879.

HASSLER. — Des altérations organiques et fonctionnelles de l'appareil auditif dans le cours de la fièvre typhoïde, Paris 1880.

BARTH. — De la tuberculose du pharynx et de l'angine tuberculeuse, 1880.

NIOT ET BARATOUX. — De la trompe d'Eustache, anatomie et physiologie, in Progrès méd., 1880.

GELLÉ. — De l'oreille. Rattiogénie et traitement de la surdité, 1881.

BARATOUX. — Otologie, pathologie et thérapeutique générale de l'oreille, 1882.

WALB. — Rapports de l'amygdale et de l'oreille, in Deutsch med. Woch. 1882, n° 48.

MORELL MACKENSIE. — Traité pratique des maladies du larynx et de la trachée. Trad. Moure et Bertier, 1882.

BEVERLEY ROBINSON. — Complications auriculaires ; conséquences de l'inflammation du nez et de la gorge, 1883, 23 mai.

SCHALLE. — Maladies de l'oreille, du nez et du pharynx et leur traitement, In Zeit, f. Ohrenkeilkunde, 1883.

ROSSI. — Le Malathie dell'orecchio 2° édit. 1884.

BARATOUX. — Contribution à l'ét. des maladies de la cavité naso-pharyngienne. Des tumeurs adénoïdes, in Bull. et mém. de la Soc. fr. d'otologie et de laryngologie, 1884.

KRISHABER. — Rhinoscopie, Dict. de Dechambre.

LENNOX. BROWNE. — Maladies de l'oreille et de la gorge.

WYRNE. — Examen des orifices de la trompe d'Eustache avec le doigt.

SAPPEY. — Traité d'anatomie générale.

Revue mensuelle d'otologie et de laryngologie.

Annales des maladies des oreilles.

Archiv. fur Ohrenheilkunde.

Zeitschrift fur Ohrenheilkunde.

Monat fur Ohrenheilkunde.

Bolletino della malattie dell'orecohia della golo e del naso.

Anales de otologia y laryngologia.

Archivü Italiani di laryngologia.

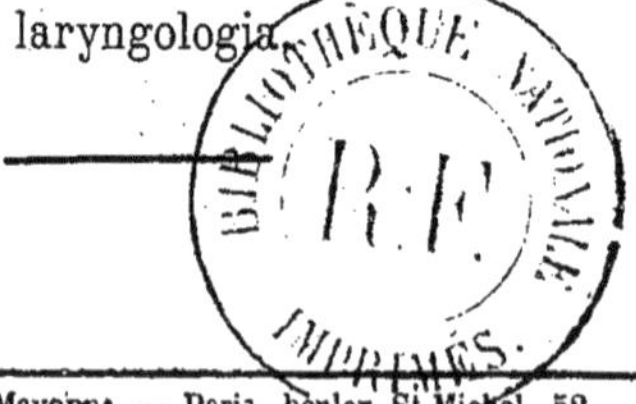

Imp. A. DERENNE, Mayenne. — Paris, boulev. St-Michel, 52.

www.ingramcontent.com/pod-product-compliance
Ingram Content Group UK Ltd.
Pitfield, Milton Keynes, MK11 3LW, UK
UKHW020329230726
13925UKWH00002B/700

9 782014 081473